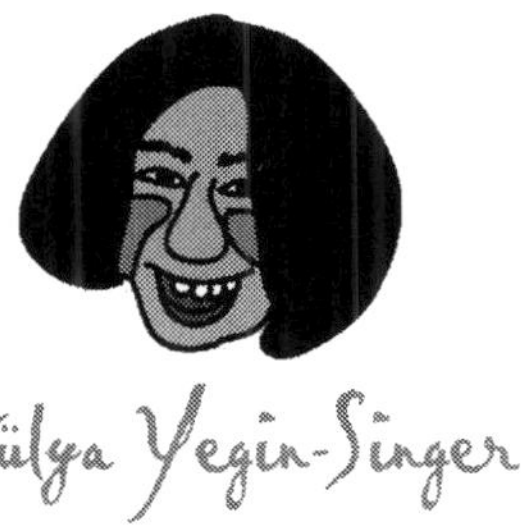


*Meine Kurzbiographie lesen Sie hier:*
https://www.yumpu.com/de/document/view/21199911/nimm-mich-mit-titus-books

# *„Heiter durch die Bestrahlung“*

## *Hülya Yegin-Singers Bestrahlungstagebuch*

Das vorliegende Buch ist dem
Verein *„Stationäres Hospiz Region Nagold e.V.“* gewidmet.

Der Reingewinn aus dem Verkauf kommt dem Verein zugute.

*Die Aufgaben des Fördervereins:*

1. Den Aufbau eines stationären Hospizes für die Region Nagold zu fördern.
Dies erfolgt zum einen durch Öffentlichkeitsarbeit, zum anderen durch die Beschaffung finanzieller Mittel.
2. Den Erhalt des Hospizes durch Beschaffung finanzieller Mittel zu unterstützen.

*Die Hospizarbeit*

Hospize machen es sich zur Aufgabe, unheilbar kranke Menschen, die nur noch eine sehr begrenzte Lebenserwartung haben, in der verbleibenden Lebenszeit psychisch, seelsorgerlich und medizinisch zu begleiten und zu pflegen. Man ermöglicht ihnen damit in einer angenehmen häuslichen Atmosphäre die bestmögliche Lebensqualität für ihre letzte Lebensphase.

Inhalt

## *Vorwort*

Hülya, mit der man über so ziemlich alles diskutieren kann, gehört nicht zu denjenigen, die meine Einstellung zur modernen Medizin teilen. Genau zu der Zeit, als Hülya ihre Krebsdiagnose bekam, ist mein Vater fast gestorben, weil bei ihm im Zuge einer Vorsorge-Untersuchung eine Leberbiopsie durchgeführt wurde. Der eingeschleppte Keim hätte ihn um ein Haar das Leben gekostet. Hülya hat mich mitfühlend und mit Fachkompetenz getröstet und mir Mut gemacht. Und immer meinen Papa, den sie nicht kennt, lieb grüßen lassen. So ist sie eben!

Nicht ohne Genugtuung verfolge ich interessiert die derzeitige kritische Diskussion über das Brustkrebs-Screening. Ich selber habe noch nie eine Vorsorge-Untersuchung machen lassen. Der einzige „richtige" Arzt, zu dem ich gehe, ist der Zahnarzt.

Und ausgerechnet ich mit meiner ablehnenden Haltung sitze nun vor diesem Büchlein, um es zu korrigieren und an einzelnen Stellen ein klein wenig lektorisch rund zu feilen.

Hülya? Hülya ist stark und voller positiver Energie.
Gewiss ist sie für jeden Menschen jemand anderes und ich gehöre wohl zu denjenigen, die sie nicht so gut und lange kennen. Dafür kenne ich wahrscheinlich ihre beste Seite. Spontan fällt mir zu meiner Facebook-Freundin Hülya das Wort QUIRLIG ein.

Vielleicht charakterisiert die Geschichte, wie wir uns endlich persönlich kennengelernt haben, Hülyas fordernde Auffassung vom Leben. Ein geplanter gemeinsamer Schuhkauf (ich hatte Sorgen und Hülya schrieb: „Lass uns Schuhe kaufen gehen") scheiterte an der Entfernung unserer Wohnorte. Vor zwei Jahren schrieb sie dann: „Neuer Treffpunkt: 21. März, Hotel Centrum, Istanbul. Du kommst, oder?" Klar! Dort, in ihrer Geburtsstadt, lernten wir uns endlich kennen.

Was ich in drei Tagen begriffen habe: Sie will alles. Sofort. Kompromisslos. Solche Menschen können sehr anstrengend sein, vor allem dann, wenn man ihnen ein eigenes unerschütterliches Selbstvertrauen entgegensetzt. Aber genau diese Lebenseinstellung zieht sich als roter Faden durch Hülyas Bestrahlungstagebuch. Was sie erreichen will, das erzwingt sie – aber nicht etwa verbissen, sondern immer mit einem ironischen Unterton.

Wenn Sie, liebe Leser, ihre Bestrahlung vor sich haben oder bereits mittendrin sind, dann versuchen Sie, diese Termine einfach in Ihren Alltag zu integrieren. Aber lassen Sie nicht zu, dass die Behandlung ihren Alltag dominiert.

Machen Sie es wie Hülya. Sorgen Sie, nein: Lassen Sie Ihre Angehörigen und Freunde dafür sorgen, dass das Leben rund um diese Termine weitergeht und nur Angenehmes für Sie bereithält. Machen Sie die Fahrten zur Klinik und die Gespräche im Wartezimmer zu dem, was sie sind: Erlebnisse und Begegnungen, die Ihr Leben bereichern können.

Oder: Schreiben Sie Ihr eigenes Tagebuch. Notieren Sie Ihre Gedanken und Gefühle, ganz persönlich, nur für Sie alleine. Sie müssen es ja nicht veröffentlichen. Vielleicht stehen Sie dank Ihrer Diagnose an einem Wendepunkt im Leben. Vielleicht sind sie aber schon kurze Zeit nach Ihrer Genesung wieder im selben alten Trott. Dann schauen Sie sich Ihre Aufzeichnungen an! Nutzen Sie die Chance, dass das Leben auf die Reset-Taste gedrückt hat.

Hülyas letzter Satz lautet: Das Leben ist schön. Ich wünsche Ihnen von Herzen, dass Sie das am letzten Tag Ihrer Bestrahlung auch sagen können.

Alles Gute!

*Simone Wald*

www.simone-wald.ch

## *Eine kleine Vorgeschichte*

Ich verknote eine lange Perlenkette, die ich um meinen Hals trage, toupiere die Haare hoch, binde ein knallrotes Tuch um meinen Kopf, bemale die Lippen mit dem passenden Farbton und bin fertig für die Geburtstagsfeier eines Freundes, mit dem Motto „50er-Jahre“. Fast fertig. Da hängt noch ein Gummischlauch unterhalb des Saumes meines Oberteils heraus, gekoppelt an ein Plastikfläschchen, mit einem Fassvermögen von 500 ml, um das Wundsekret aufzufangen. Dieser passt nicht so ganz zum Motto. Das andere Ende des Drainageschlauchs liegt tief in meiner Brust und ist mit einem Stich an der Oberfläche vernäht, damit es nicht herausflutscht. Ich hänge mir ein schwarzes Täschchen um die Schulter, verstaue die Flasche darin, schiebe einen Teil des Schlauchs hinein und stelle fest, dass es kaum auffällt. So ist es denn auch. Einige wenige wissen Bescheid. Im Laufe des Abends erblickt dann Steffi, mit der man Pferde stehlen kann, und mit der ich vor einigen Jahren mal zusammengearbeitet habe, die Drainage. Sie fragt in ihrem schönsten Schwäbisch: „Was hosch’n do?“. Ich erwidere: „Hatte ein bisschen Brustkrebs“. Sie lacht ihr unverkennbar mitreisendes Lachen und sagt: „Komm, verarsch mi net!“. Da muss ich unweigerlich mitlachen und pruste: „Doch, im Ernst!“. Im Gekicher klären wir dann die Sache auf.

Einige Wochen davor war mir das Lachen für eine kurze Weile vergangen. Ich war zur Vorsorgeuntersuchung bei meiner Frauenärztin. Während des Abtastens verweilten ihre Fingerkuppen verdächtig lange an einer Stelle und sie meinte: „Das gefällt mir gar nicht. Ich werde gleich schallen“. Was soll ich sagen, mir gefiel es auch nicht, dass es ihr nicht gefiel. Während sie den Schallkopf über die Stelle strich, konnte ich das Ultraschall-Bild am Monitor an der gegenüberliegenden Wand gleichzeitig mit ansehen. Mein geschultes Auge hat das Karzinom sofort erkannt, noch bevor die Ärztin mitteilte: „Ich muss jetzt mit der Tür ins Haus fallen, aber es sieht nicht gut aus“. Ich sagte noch: „Ja, ich sehe es“. Und dann setzte eine Art Schockzustand bei mir ein. Der erste Gedanke war: Ich bin nicht mehr lange auf dieser Welt. Der zweite Gedanke: Wie sage ich es möglichst schonend meinem Partner?

Der zweite Gedanke beschäftigte mich während der ganzen Autofahrt nach Hause. Schließlich hatte ich eine gute Idee für eine

schonende Offenbarung: „Schatz, ich muss dir jetzt was sagen, aber du darfst dich nicht aufregen: Ich habe Brustkrebs". Schatz hat sich nicht an die Abmachung gehalten und fiel aus allen Wolken! In den darauffolgenden Wochen sollte ich damit beschäftigt sein, ihn aufzubauen und ihn zu ermuntern, positiv in die Zukunft zu schauen. Er vermied es meist, mit mir über den Krebs zu sprechen. Da ich das Gefühl hatte, er müsse sich aber seinen Kummer von der Seele reden, habe ich ein, zwei Familienmitglieder gebeten ihm bei passenden Gelegenheiten die Möglichkeit zu geben, über meine Erkrankung und alles was ihn beschäftigt, zu sprechen.
Um mein Seelenheil kümmerten sich in erster Linie meine beiden Schwestern, meine Schwägerin und ein paar enge Freunde. Von meinen Eltern hielten wir die Information zunächst zurück. Zumal meine Mutter selbst vor einer OP stand und meine ganze Aufmerksamkeit benötigte, für sich und für die üblichen Vorbereitungen in der Klinik. Sie sollten erst aufgeklärt werden, wenn feststand, welche Tumore ich genau habe und welche Therapie angedacht ist. Ja, Tumore. Zwei Tage nach meinem Frauenarzttermin erhielt ich die Mammografie in Tübingen. Als wir dann zum Gespräch ins Arztzimmer gerufen wurden, sagte die Radiologin: „Wir sehen auf der rechten Seite zwei Verkalkungen, die wir weiter abklären müssten". Rechte Seite? Mein tastbarer Tumor war links! Und dann auch noch zwei! Auf der anderen Seite! Damit hatten wir nun doch nicht gerechnet. Da geht man wegen eines Tumors in die Radiologie und dann jubeln die einem noch zwei weitere unter! Was hat mal ein Weiser gesagt? Gesund ist der, der nicht ausreichend untersucht wurde!
Die Biopsien konnten nur an der linken Brust und an einem Lymphknoten unter Ultraschall-Bedingungen mit einer örtlichen Betäubung gestanzt werden. Rechts scheiterten die Versuche, Gewebe aus den verdächtigen Stellen zu bekommen. Erst unzählige Tage später wurden die Biopsien in der Radiologie mit einem eher aufwendigen Verfahren durchgeführt. Dabei lag ich auf dem Bauch und die eine Brust ragte durch eine Aussparung auf der Liege unten heraus. Meine Liege wurde dann nach oben gefahren. Ich fühlte mich wie ein Auto, das auf der Hebebühne begutachtet wird. Die Inspektion und die Arbeiten unter mir dauerten über eine Stunde. Von jedem Tumor wurden sechs Biopsien entnommen. Von diesen wurden Röntgenaufnahmen gemacht, um zu sehen, ob sie das richtige Gewebe erwischt hatten. Man erklärte mir, dass die Tumore Kalkablagerungen

machen. Und Kalk kann man im Röntgenbild darstellen. Ich war froh, als ich auf den jeweiligen Kontroll-Röntgenbildern von meiner Liege aus sehen konnte, wie sechs Felder leuchteten.
Die Wartezeit von mehreren Wochen auf die Ergebnisse der Biopsien empfand ich als die schlimmste Zeit. Beim ersten Befundgespräch erklärte die Ärztin, links sei alles klar. Der Tumor spreche auf Hormone an und ich würde wahrscheinlich keine Chemotherapie brauchen. Das ganze würde man mit Antihormonmittel in Form von Tabletten und Bestrahlungen therapieren. Rechts sei es ein bisschen komplizierter. Die beiden Tumore legen sehr weit auseinander. Bei dem einen sei klar, dass er entfernt werden müsse. Bei dem anderen wären sich die Pathologen noch nicht sicher, ob er eindeutig gutartig wäre. Man prüfe das Ganze noch einmal nach. Wenn nun beide Tumore bösartig wären, könne man nicht brusterhaltend operieren. Ob nun die Brust amputiert wird oder nicht, habe ich am Abend vor der OP-Vorbereitung erfahren. Erst da hatten es die Pathologen freigegeben. Vorsorglich, um nicht den Boden unter den Füßen zu verlieren, wenn die Brust weg muss, hatte ich mich mit der Ablatio gedanklich auseinandergesetzt. Ich kam zu dem Schluss, dass ich ohne die rechte Brust den Amazonen gleichen werde. Den tapferen Kriegerinnen aus der griechischen Mythologie, die sich einer Sage nach die rechte Brust wegmachen ließen, damit sie beim Bogenschießen nicht stört. Dann würde ich eben mit Bogenschießen beginnen. Die Schützen im Schlossgraben in Hohentübingen imponierten mir eh bereits seit längerem.
Was meinen Partner betrifft, er hatte mir von Anfang an gesagt, falls die Brust amputiert werden würde, soll ich wissen, dass er mich liebe und nicht einzelne Körperteile von mir. Daran hatte ich sowieso keinen Zweifel.
Die Entwarnung kam, wie erwähnt, erst unmittelbar vor der OP. Und ich konnte es kaum glauben. Meine riesige Anspannung löste sich nur sehr langsam. „Ein Päckle weniger!“, würde Silvia, eine gute Freundin, wohl sagen. Sie nahm mich mal in den Arm und sprach liebevolle Worte. Ich sagte ihr, dass doch jeder sein Päckchen tragen müsse. Sie erwiderte: „Du hast aber gerade so viele zu tragen“. Diese Ausdruckweise brachte mich glatt zum Lachen.
Ich habe mich letztendlich für die OP und Behandlung in Tübingen entschieden, obwohl wir in unserem Klinikverbund ein zertifiziertes Brustzentrum in Böblingen mit sehr gutem Ruf haben. Dies liegt daran, dass ich ein chronisches Nierenleiden habe und mich unter

engmaschiger Kontrolle der Nephrologie befinde. Falls es während der OP oder Behandlung zu Komplikationen mit den Nieren käme, rieten mir meine Ärzte, wäre es besser, wenn die Nephrologie in der Nähe wäre.

So habe ich meine beiden OPs in Tübingen durchführen lassen.

Bei der ersten OP wurden beide Brüste von zwei Teams gleichzeitig operiert. Die zweite OP, einige Wochen später, war eine Nachresektion auf einer Seite. Die Pathologie hatte festgestellt, dass gesundes Gewebe an einem der entfernten Tumore an einer Stelle nur einen Rand von einem Millimeter aufweise. Die Standards schreiben mindestens zwei Millimeter vor, um sicher zu gehen, dass man das bösartige Gewebe auch wirklich komplett entfernt habe.

Die anschließende Bestrahlung nach der Wundheilung erfolgte natürlich auch in Tübingen. Meine Bedenken, ob ich mich in der Maschinerie einer Uniklinik wohlfühlen würde, haben sich bald zerstreut. In jeder Abteilung, die ich durchlaufen musste, habe ich mich verstanden und gut aufgehoben gefühlt.

Ich bin ein Mensch, der zwar von einer unangenehmen Situation im ersten Moment geschockt sein kann, aber bald darauf diese Situation annimmt und das Beste daraus macht. Nach der Devise: Stolpern, aufrichten, Krone gerade rücken, weitergehen. Und ich weiß, dass ich diese Haltung durch meinen starken Glauben habe.

Als die Bestrahlung anstand, nahm ich mir vor, dem Vorgang der Bestrahlung, dem Buch mit sieben Siegeln, selbst so wenig Aufmerksamkeit wie nötig zu schenken. Sie sollte nicht in den kommenden 33 Tagen mein ganzes Augenmerk erhalten. Ich beschloss, mich all den heiteren Dingen zu widmen, die um die Bestrahlung herum passieren würden. Da ich gerne schreibe, war es naheliegend, eine Art Tagebuch zu führen.

Nachdem ich dann in einem sozialen Netzwerk meinen Freunden einen kleinen Auszug zukommen ließ, wurde ich von mehreren Seiten dazu ermutigt, meine „Geschichten“ zu veröffentlichen. Ich würde damit Betroffenen und ihren Angehörigen Mut machen, positiv an die Behandlungen heranzugehen. Und sie hätten auch noch Spaß beim Lesen. Sogleich haben sich gute Freunde bereit erklärt, die Lektorentätigkeit zu übernehmen und das Titelblatt zu gestalten. Da konnte ich natürlich nicht widerstehen.

Ich wünsche allen Betroffenen Ruhe, Gelassenheit und Kraft auf ihrem jeweiligen Weg. Viele liebenswerte Menschen um sie herum. Und immer wieder ein Lachen in ihrem Gemüt.

## *Bestrahlung Tag 1*

Da denkt man, man ist seit über einem Viertel Jahrhundert in Bereich der Medizin tätig und kennt so ziemlich alles. Da kommt von irgendwo eine Stimme her und sagt: „Sie bekommen 25 Mal Bestrahlung beider Brüste und auf einer Seite acht Mal Boost zusätzlich!“ Auf Nachfrage, erklärt man mir, die Bestrahlungen erfolgen mit Elektronen und der Boost mit Protonen. Aha! Daraufhin habe ich kurz die Vision, dass ein Geigerzähler in meiner Nähe Alarm schlägt. Bisher habe ich mich mit Nuklearwaffen wenig auseinandergesetzt. Eigentlich gar nicht. Soll sich das jetzt ändern?

Nein! Ich nehme mir vor, nicht im Internet zu recherchieren, wie böse die Bestrahlungen sind. Obwohl ich dabei an „Krieg der Sterne“ denken muss, wo gigantische Kriegsmaschinen mit ihren Laserstrahlen alles platt machen, was ihnen in den Weg kommt. Im World Wide Web stehen eh meist die negativen Erfahrungen der Verstrahlten. Und das will ich gar nicht wissen! Nur ausgerüstet mit den Informationen aus dem Aufklärungsbogen der Radioonkologie warten mein Mann Jo, der mich das erste Mal begleiten will, und ich auf unser Taxi. Die Aufklärungsbroschüre „Strahlentherapie“ liegt noch jungfräulich auf meinem Schreibtisch. Ich will überrascht werden! Auf das erste Mal bin ich gespannt wie ein Kind. Man sagte mir, das Prozedere würde beim ersten Mal ein wenig länger dauern als die anderen Male.

Wir haben ein Taxiunternehmen gewählt, das uns von einem Familienmitglied empfohlen wurde. Es sei sehr zuverlässig. Die Mietwagen seien immer tiptop. Mir ist es wichtig, dass Wagen oder Fahrer keine Werbung für Zigaretten machen – in Form von Duftmarken auf den Textilien. Die Chefin selbst nimmt uns in Empfang. Sie macht einen sympathischen und kompetenten Eindruck. Ich lasse meinen Mann vorn sitzen, weil ich mir vorgenommen habe, Bücher mitzunehmen, und mich während der jeweils zweistündigen Fahrten geistig zu bilden. Aber das Gespräch zwischen der Fahrerin und Jo ist recht rege, und mein Geist will lieber mitreden als die „Weisheiten der Sufis“ zu studieren. Ich denke sodann, die Sufis sind geübt in der Ausübung von Geduld und können warten. So lege ich das Buch weg und beteilige mich an der Unterhaltung.

In der Radioonkologie werde ich vom Wartebereich in einen Flur hereingerufen. Die nette Dame zeigt mir auf einer Seite Kabinen, in denen ich mich entkleiden könne. Dann müsste ich mit einem Überwurf kurz im Flur warten bis ich in den Behandlungsraum geholt werde. Sie nimmt mich aber dieses Mal gleich mit in den

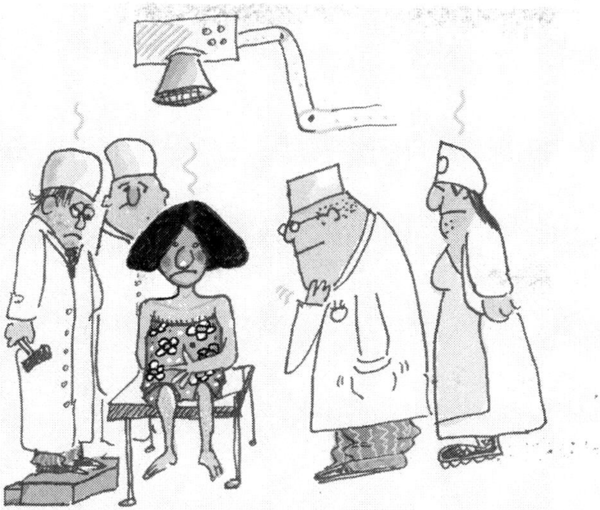

Raum und bittet: „Sie müssen sich jetzt komplett entkleiden.“ Ich schaue sie mit dem fragenden Blick, warum ich denn jetzt ganz nackig sein muss, an. Sie interpretiert das Fragezeichen in meinem Gesicht richtig und korrigiert: „Nur obenrum.“ Na also. Ich möchte nicht wissen, wie viele sich schon komplett entkleidet haben. Dann soll ich das Handtuch, das ich mitbringen sollte, auf die Liegefläche am Gerät legen. Als ich mein Handtuch auspacke, bemerkt sie, der sei aber klein. Hä? Es war kein Gästehandtuch! Und von Badetuch mitbringen war nicht die Rede. Sie scannt mich mit ihrem Blick ab und meint dann: „Sie sind so schmal, es reicht Ihnen.“

Dann liege ich auf dem Tisch, die Arme über den Kopf gelegt, mit der Vorgabe, mich ab jetzt nicht mehr zu bewegen. Ich liege tatsächlich 40 Minuten bewegungslos da. Jetzt macht sich meine Yogaerfahrung bezahlt. Zwischendurch werde ich immer wieder gelobt mit Sätzen wie: „Sie machen das ganz toll!“ „Wir sind begeistert wie ruhig sie liegen können!“ „Sehr gute Körperbeherrschung!“ Ehrlich gesagt, ich bin selbst überrascht von mir. Wer mich kennt, weiß um mein Temperament.

Das Gerät fährt um mich herum. Klappen öffnen und schließen sich. Mal summt es, mal dröhnt es. Dann kreist der Arm wieder. Mir kommt das sehr bekannt vor. Die Roboter im Audi-Werk arbeiten genauso. Ich stelle mir vor, wie der Roboterarm herunterschwenkt und mir eine Schraube reindreht. Da fühle ich mich gleich viel gesünder.

Zwischendrin wird das Gerät immer wieder angehalten, und drei bis vier Menschen kommen in den Raum. Ich sehe nur ihre obere Kopffläche, da ich ja bewegungslos auf die Decke schaue. Man zeichnet mir eine Menge Linien auf den Körper. Bodypainting. Hoffentlich können die alle gut zeichnen. Am liebsten würde ich an mir hinunterschauen, aber ich darf mich ja nicht bewegen. Und schließlich will mein Ego weiter gelobt werden.

Dann höre ich, wie eine Stimme einer anderen Stimme die Fernbedienung des Tisches erklärt, auf der ich liege. Es klappt nicht. Die eine Stimme sagt daraufhin: „Du musst g l e i c h z e i t i g auf die Knöpfe drücken!" Aha, denke ich, da ist bestimmt ein Mann am Drücker, der gleichzeitig aus rein geschlechtlichen Gründen nicht kann. (Später als ich mich bewegen durfte, sah ich, dass ich Recht hatte!)

Dann wird der Audi-Roboter endgültig zur Seite gefahren. Ich darf mich nun bewegen. Die ganzen Edding-Linien werden mit durchsichtigen Pflastern beklebt, damit sie für die Nachwelt erhalten bleiben. Ehrlich, so besonders sind die Zeichnungen aber auch nicht! Wenn ich mal ausgegraben werde, wird man mich in die Kreidezeit einordnen. Anschließend erhalte ich noch die Instruktion, Creme, Seife und Deo von Oberkörper und Achseln fernzuhalten. Ich sehe mich vor meinem geistigen Auge von Fruchtfliegen umschwärmt. Gedanklich konstruiere ich mir ein Fliegengitterkasten, in dem ich auf unserem Balkon in Ruhe ein Buch lesen kann.

Zum Abschied bekomme ich den nächsten Termin für morgen: 16.45 Uhr. Eine gute Zeit, wenn man bedenkt, dass die Tübinger anscheinend bis 22.30 Uhr bestrahlen.

Auf der Rückfahrt packe ich das Buch erst gar nicht aus. Jo fragt mich unterwegs, ob ich was spüre. Ich verneine. Die erfahre Taxifahrerin klärt uns auf, dass man erst so nach der zehnten Bestrahlung was merken würde. Sag ich doch, ich brauche wirklich kein Internet!

## *Bestrahlung Tag 2*

Pünktlich kommt mein Taxi. Ich sage Jo, dass ich etwa 18:15 Uhr zurück sein werde, wenn wir nicht auf der Rückfahrt im berühmt-berüchtigten Feierabendverkehr von Tübingen versacken. Ich setze mich dieses Mal nach vorne zur Fahrerin. Wir führen Smalltalk und beschnuppern uns ein wenig. Dann, ein Kilometer vor Hirschau, stecken wir bereits bei der Hinfahrt im Stau. Es geht kein bisschen vorwärts. Ich befrage das Orakel in meinem Smartphone, und es erleuchtet mich mit der Information: Die Straße zwischen Tü-Derendigen und Tü-Hirschau ist nach einem Verkehrsunfall in beiden Richtungen gesperrt. Kurz darauf hören wir im Radio, dass der Unfall durch einen abgelösten LKW-Anhänger verursacht wurde. Wie lange es noch dauern würde, wurde nicht erwähnt. Es gab mal eine Zeit, da hätte ich mich darüber aufgeregt, im Stau zu stehen. Aber, wenn man seine Lebenserfahrungen richtig umsetzt, gewinnt man allmählich eine andere Sicht auf die Dinge. In diesem Fall sehe ich mich in guter Verfassung in einem warmen, neuen Mercedes sitzen, während da draußen auf der L 371 Menschen mit Schicksalen welcher Art auch immer kämpfen müssen. Nach einer geraumen Zeit des Stehens sagt der Teufel auf meiner linken Schulter, der auf meine Lebenserfahrung gänzlich pfeift: „Das hältst du doch im Leben nicht aus! Wenn du jetzt am Steuer wärst, würdest du umdrehen und einen Feldweg fahren.“ Ich denke: “Halt’s Maul!“ Denn ich kämpfe nämlich gerade mit einem anderen Schicksal: SWR 4 hören. Und das muss man auch aushalten können. Wirklich!

Ich komme über eine halbe Stunde später als terminiert im Wartebereich der Radioonkologie an. Dort sitzt ein sehr blasser älterer Herr in Hausschuhen. Ich sage: „Grüß Gott.“ wie es sich für ordentlich integrierte “Reigschmeckte“ gehört, lächle ihn an und setze mich zu ihm, nachdem ich meine persönliche Karte in den Kasten für die Anmeldung stecke. Unmittelbar darauf fragt er mich, ob ich heute schon die Bild-Zeitung gelesen hätte. So selbstverständlich, als ob wir uns täglich über die Nachrichten unterhalten würden. In diesem Jahrhundert noch nicht, denke ich, frage aber: „Nein, steht was Interessantes drin?“ Er bejaht und zieht aus einem Stapel Zeitschriften die Bild hervor. Blättert sie von hinten nach vorne, dann von vorne nach hinten. Dann wieder zurück. Ich sitze wie auf Nadeln. Gleich werde ich reingerufen und ich werde nie erfahren, was die Sensation der Bild von heute ist. Dann endlich hat er die richtige Seite. Gibt mir das Blatt und zeigt auf eine Tabelle. Überschrift: Die besten Krebskliniken in Baden-Württemberg. Die Tabelle ist in zwei Querspalten geteilt, in „Darm“ und „Brust“. Ich sehe, dass die Uniklinik Tübingen unter „Darm“ zu finden ist. Ich frage den Herrn, ob er Darmkrebs hat. Er zeigt auf seine Brust und sagt: „Und i hab nie graucht!“ Ich denke noch darüber nach, ob ich ihn aufklären soll, dass Lungenkrebszentren in dieser Ausgabe gar nicht aufgeführt sind. Aber es zeigt sich, dass er sich hier gut aufgehoben fühlt. Er habe sogar den Artikel ausgeschnitten. Was soll’s! Positive Grundeinstellung ist immer noch die beste Medizin, denke ich und suche Tübingen vergeblich unter der Brustrubrik. Da sind Klinikum

Esslingen, Kliniken Freiburg/Lahr, Klinikum Schwäbisch Gmünd, Klinikum Karlsruhe, Krankenhaus Bad Cannstatt und Caritas Krankenhaus Bad Mergentheim.

Ha! Das sind ja Zustände wie im ADAC! Haben da womöglich die aufgeführten Kliniken besser geschmiert als die Tübinger. Bloß weil die ihr Geld in die 30er-Schilder investieren müssen, sind deren Kliniken doch noch lange nicht schlechter!

Meine Bestrahlung läuft reibungslos ab und nach 20 Minuten bin ich wieder im Taxi. Ich verspüre nichts Außergewöhnliches nach der Elektronendusche. Die Rückfahrt erfolgt überraschenderweise ohne großes Verkehrsaufkommen.

## *Bestrahlung Tag 3*

Heute habe ich meinen Termin wieder ein bisschen später. Ich werde um 17.45 Uhr abgeholt. Wir unterhalten uns über RAF-Terroristen, da in den Nachrichten gemeldet wird, dass Verena Becker laut Bundesgerichtshof auf Bewährung freikommt. Ich erzähle meiner Fahrerin, dass eine ehemalige Kollegin einmal verhaftet wurde, weil man sie für die gesuchte Ulrike Meinhof gehalten hatte. Sie befand sich damals in einer öffentlichen Telefonzelle, als sie sich plötzlich umzingelt sah. Ein Wagen wäre so weit vorgefahren, dass er die Tür blockiert hätte. Sie hätte bei der ganzen Aktion einen schweren Schock erlitten. (Die „echte" Ulrike wurde nach vier Jahren Haft 1976 erhängt an einem in Streifen gerissenen Handtuch am Zellenfenster aufgefunden.)

Die heutige Fahrt verläuft ohne Vorkommnisse. Die Taxifahrerin fragt mich, ob ich mit ihrer Fahrweise einverstanden bin. Ob sie zu schnell oder zu langsam fahre. Ich lobe sie, dass sie sehr patientengerecht und umsichtig fahre, verrate ihr aber, dass ich persönlich eine zügige, manchmal rasante Fahrerin bin. Würde man unsere Fahrweisen vergleichen, hätte ich pro Fahrt mindestens drei Fahrzeuge überholt, wäre schneller in die Kreisverkehr gefahren und hätte, in einem Fall wie gestern, nicht in einem Stau eine halbe Stunde gestanden, sondern hätte einen der vielen Feldwege benutzt, um den Stau zu umfahren. Auch wenn ich nicht ortskundig gewesen wäre! Aber ich muss zugeben, ich bin froh, dass meine Taxifahrerin meine Fahreigenschaften nicht hat.

In der Radioonkologie muss ich fast eine Stunde warten. Es sitzen noch drei weitere Patienten im Wartebereich, vertieft in Zeitschriften, jeder für sich. Ich schlendere ein wenig auf dem Flur und betrachte die eingerahmten Mitteilungen an den Wänden. Eine davon fällt mir gleich ins Auge, da sie an der Kopfzeile das Logo vom FOCUS hat. Es ist eine Urkunde für das Universitätsklinikum Tübingen – Strahlentherapie. Sie zähle „für die Redaktion von FOCUS-GESUNDHEIT auf Basis einer unabhängigen Erhebung zu Deutschlands Top-Krankenhäusern und Kliniken". Ich kann mir nicht helfen, doch ich muss wieder an das „Goldene Lenkrad" von ADAC denken… Aber wenn ich den älteren Herrn von vorgestern wieder treffe, mache ich ihn darauf aufmerksam. Er wird sich sicher ohne Vorbehalte darüber freuen. Es soll hier kein falsches Bild von meiner Einstellung zu den Kliniken in Tübingen aufkommen. Habe mich bisher in jeder Abteilung gut aufgehoben und verstanden gefühlt. Schade ist nur, dass man durch unendlich viele Aufdeckungen von Machenschaften ein gesundes Vertrauen in Begebenheiten verliert und beginnt, vieles in Frage zu stellen.

Zwei MTAs entschuldigen sich unabhängig voneinander. Sie hätten eine Korrektur am Gerät gehabt. Ich äußere großes Verständnis. Ich kenne diese Probleme, wenn mal ein Röntgengerät oder ein CT ausfällt, nur zu gut aus der Radiologie unseres Hauses. Als ich auf dem Tisch liege, sagt die MTA, ich solle mich entspannen. Ich hatte gar nicht gemerkt, dass ich angespannt bin. Die MTA erklärt mir, dass eine der Linien auf meinem Körper zu der Kontrolllinie etwa einen halben Zentimeter abweicht. Die haben mich aber voll unter Kontrolle! Als konditionierte Anwenderin der Progressiven Muskelentspannung gebe ich mir geistig den Befehl „Entspannen!" Und von einer Sekunde auf die anderen werde ich schlaff und die Dame ist sehr zufrieden.

Im Verlauf unseres Dialogs erfahre ich auf Anfrage, dass ich nicht stinke. Es ist eine enorme Umstellung, kein Deo zu benutzen. Ich wische ab und an sachte, um nur ja keine Reibung zu verursachen, mit feuchten Wattepads unter den Achseln. Während ich jetzt schreibe, stellt sich für mich die Frage, darf ich eigentlich die Achselhärchen rasieren? Nass sicher nicht. Trocken? Muss ich mal fragen. Könnte ja auch im Internet… Nee, nee, den Gag kenne ich. Da kriege ich dann soviel Antworten hierzu und zu tausend anderen Dingen, auf Fragen, die ich nicht gestellt habe. Ich verlasse mich vorerst auf meinen gesunden Menschenverstand und die Ratschlägen in der Klinik, die ich erhalte. Ich bleibe dabei, Internet nur, wenn mir etwas nicht einleuchten will oder etwas unklar ist.

Heute komme ich nach vier Stunden wieder nach Hause. Der Termin morgen ist erneut noch ein wenig später: 20 Uhr. Mir ist es recht. Morgen soll ein sehr schöner, sonniger Tag werden, den wir zum „Tanken“ nutzen können.

## *Bestrahlung Tag 4*

Heute Abend holt mich der Chef des Unternehmens ab. Wir sind schnell mitten drin in einer sehr angenehmen Unterhaltung. Die Hin- und Rückfahrt vergeht wie im Flug. Der Inhalt unseres Gesprächs umschweift viele Themen. Vom Glauben, über Ziegenzucht bis hin zum Verhalten während der Bestrahlung.

Bei diesem Thema muss ich ein wenig verweilen. Mein Taxifahrer erzählt, dass viele seiner Kundinnen trotz Verbot seitens der Klinik ihre Brust prophylaktisch eingecremt hätten und eincremen würden. Und diese hätten keine oder wenig Hautprobleme gehabt! So, so! Vielen Dank auch!! Nach dieser Info beginnen die Yogis in meinem Zentralen Nervensystem mit der Erteilung guter Ratschläge:

„Warum du nicht cremen? Wenn Hautprobleme du haben, die Klinik in Hautpflegesprechstunde doch auch empfehlen Eincremen!! Eincremen kann nicht sein Hindernis!!“

„Du nicht müssen hören auf ihn! Wer dir sagen, wenn Frauen nicht hätten gecremt, sie dennoch nicht gehabt hätten ein Problem?!“

„Wem du mehr schenken Vertrauen? Dem unpersönlichen WWW oder deinem persönlichen Taxifahrer?“

Meine Yogis sind sich in ihrer Weisheit auch nicht einig!! Jetzt entschließe ich mich den Ober-Yogi Google zu konsultieren, um zu erfahren, was die Kliniken, die in der BILD als die „Besten Brustzentren“ gelten, über das Eincremen während der Bestrahlung empfehlen. Da bin ich aber mal gespannt, ob die sich wenigstens einig sind.

In der Radioonkologie komme ich sehr pünktlich dran und bin nach etwa 20 Minuten fertig. Ich vergesse über so viel Glück, nicht warten zu müssen, nach der Rasur zu fragen.

Die Hautareale unter den durchsichtigen Pflastern beginnen ab und an ein wenig zu jucken. Aber Anzeichen von Reizungen in Form von Rötungen sind nicht zu sehen. Mein Termin morgen ist um 17 Uhr.

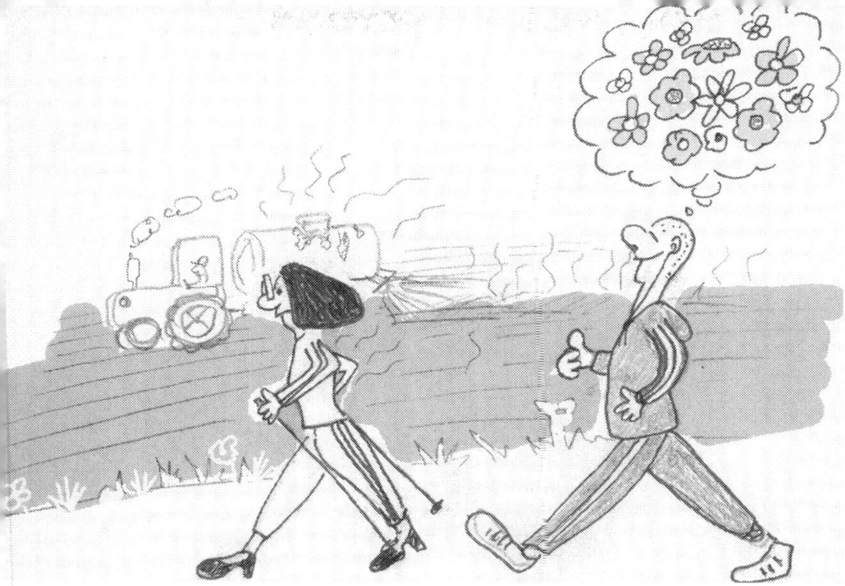

*Bestrahlung Tag 5*

Mein Mann und ich sind gerade noch rechtzeitig von unserem täglichen Spaziergang, was in der Regel ein zügiges Marschieren ist, zurück. Ich kann mich noch schnell waschen, abtupfen und umziehen. Habe aber trotzdem das Gefühl zu stinken. Ich benutze wie instruiert nur Wasser am Oberkörper und kein Deo. Jo sagt zwar immer wieder, man würde wirklich nichts riechen, aber ich kann ihm in der Hinsicht nicht vertrauen. Wenn wir an einem Gülle-Feld vorbeilaufen, und es stinkt wie die Pest, kann es vorkommen, dass mein Schätzle: „I riech nix!" äußert.

Ich habe mich wie geplant im Internet umgesehen. Erst beschreibe ich, was ich vorfand, dann verrate ich meine endgültige Entscheidung, wie ich verfahren werde.

Eine der besten Brustkrebs-Klinik in Baden-Württemberg, Freiburg (BILD) empfiehlt:

„Während der Bestrahlung kann die Haut etwas empfindlich reagieren. Deswegen sollte Hautpflege während dieser Zeit den Behandlungsbedingungen angepasst werden. Diese Pflege sollte im Einzelnen mit den Ärzten in der Strahlentherapie besprochen werden. Eine (moderne) Hautpflege mit Wasser und rückfettenden Hautpflegelotionen ist in der Regel möglich. (…) Selten treten Hautabschilferungen auf, diese müssen dann mit pflegenden rückfettenden Hautsalben (...) behandelt werden (...) Die früher beschriebenen Verbrennungen kommen nicht mehr vor."

Ich lese aus diesem Text weder ein eindeutiges „Ja" oder ein" Nein" für prophylaktisches Eincremen.

Das empfohlene Prozedere einer weiteren Klinik habe ich nicht aufgerufen. Dafür habe ich in einem Forum die Erfahrungen von ehemaligen Bestrahlungspatienten durchgesehen. Ich musste schmunzeln. Wie erwartet, gibt es die verschiedensten Meinungen:

- Drei haben die Bestrahlung ohne irgendwelche Lotionen gut überstanden

- Drei schwören auf das Eincremen von Beginn an

- Zwei haben eine sehr gute Erfahrung mit Puder gemacht

Mit Puder geht ja schon mal gar nicht. Wenn man schwitzt, gibt es Klümpchen. Und das kann die Haut durch Reizung zusätzlich schädigen. Diese „Pflege" verwerfe ich dank jahrelanger Erfahrung als Krankenschwester gänzlich. Bleiben also cremen oder nicht? Ich stelle an dieser Stelle fest: Da keiner sagen kann, ob die Patientinnen, die sich fleißig eingefettet haben, auch ohne Lotionen keine Probleme gehabt hätten, steht das Eincremen auf wackeligen Füßen.

Ich entscheide, mich nicht zu cremen und werde dann in meinem Entschluss bestätigt. Die zwei MTAs, die ich heute nach ihrer Meinung befrage, geben an, sie hätten in der Klinik die Erfahrung gemacht, dass es am besten ist, nichts auf die Haut zu bringen. Eine der beiden meinte sogar, dass ich mit meinem eher dunkleren Teint keine Verbrennungen zu erwarten habe. Beim nächsten Arztgespräch will ich noch die persönliche Meinung des Mediziners einholen. Dann ist Schluss. Meine Entscheidung ist gefällt. Hugh!

Die Bestrahlung verläuft wie an den Tagen zuvor ohne besondere Vorkommnisse. Ich verspüre weiterhin keine Veränderung an meinem Körper. Ich bin heute sehr zügig fertig und der Feierabendverkehr hält sich in Grenzen. Auf ins Wochenende! Erste Woche überstanden!

## *Bestrahlung Tag 6*

Wir haben diesen sonnigen warmen „Frühlingstag“ sehr genossen: erst Spazieren, dann in der Stadt in der Sonne Kaffee trinken und die Seele baumeln lassen. Ich habe über den Brustkorb ein helles voluminöses Halstuch geschlungen, damit keine Hitze drankommt. Im Gegensatz zu den Frauen, die ihr Dekolleté der Sonne entgegenstrecken, sitze ich da, als hätte ich Halsschmerzen.

Später habe ich noch Bio-Baumwollhemden gekauft. Ich muss die Menge meiner Unterwäsche aufstocken, weil ich sehr oft das Hemd wechsle, da ich ja kein Deo benutzen darf. Ich komme mit der Handwäsche, die ich für mich neu entdecken durfte, fast nicht mehr nach. Vielleicht übertreibe ich das Wechseln, aber ich habe Bedenken, dass ich mich womöglich an meinen Schweißgeruch gewöhne und gar nicht mitbekomme, wenn ich erbärmlich stinke. Mückenschwärme gibt es momentan auch nicht, die mich dezent darauf hinweisen könnten.

Der Verkehr zur Klinik ist flüssig. Als ich in den Wartebereich komme, sitzen dort mehrere ältere Patienten. Einer unter ihnen ist ein dunkelhäutiger Mann. Ich grüße alle und nehme Platz, werde aber gleich unmittelbar danach aufgerufen. Nach der Bestrahlung, als ich auf den inneren Flur trete, sehe ich den dunkelhäutigen Herrn dort sitzen und immer noch warten. Ich setze mich zu ihm, weil ich heute ein routinemäßiges Arztgespräch habe und noch warten soll. Wir kommen ins Gespräch. Er scheint sehr nett zu sein. Ich kann mich nicht zurückhalten und frage ihn: „Kennen Sie das deutsche Sprichwort „Warten bis man schwarz wird.“? Er kichert und sagt: „Nein, das wusste ich nicht.“ Als hätte das jemand gehört, wurde er sogleich in den Behandlungsraum gerufen.

Der Arzt, der mich in seine Obhut nimmt, wirkt unheimlich jung. So jung, dass ich denke, er trinkt morgens noch sein Kaba zu seinem Schokoladenbrot. Das soll hier aber nicht den Eindruck hinterlassen, dass ich kein Vertrauen zu jungen Ärzten hätte. Ich kenne viele gute, verantwortungsbewusste junge Mediziner. Alter sagt nichts über die Qualität aus. Natürlich ist eine jahrelange Erfahrung ein großes Plus. Das muss aber nicht unbedingt stimmen. Ich kenne eine ältere Ärztin, mit langjähriger Berufserfahrung, bei der ich mich frage, wie sie diesen Beruf überhaupt ausüben kann. Ich frage mich sogar, wie sie ihren privaten Lebensbereich wohl managt. Bei ihr stelle ich mir sogar vor, dass sie Knöpfe im Ohr hat, aus der permanent eine Stimme befiehlt: „Einatmen!...Ausatmen!...Einatmen!...“

Der Bestrahlungsbereich wird von meinem Arzt begutachtet. Seine Frage, ob ich irgendwelche Beschwerden habe, verneine ich. Er zeigt sich zufrieden. „Irgendwelche sonstigen Fragen?“ „Ja.“ Ich will doch noch die Meinung eines Arztes zum prophylaktischen Eincremen. Seine Antwort: „Wir haben festgestellt, dass das Eincremen einem eventuellen Hautproblem durch Bestrahlung nicht vorbeugt. Wenn eine Frau darauf besteht einzucremen, weil es ihrer Psyche guttut, hindern wir sie nicht daran das zu tun. Die Bestrahlungen erfolgen ja nicht nur oberflächlich, sondern gehen in die Tiefe, wo das Cremen nichts bringt.“

So, jetzt schließe ich das Kapitel „prophylaktisches Eincremen“. Hoffentlich für den Rest der Bestrahlung.

Wieder raus aus der Stadt, reihen wir uns ein in die Kolonie des Feierabendverkehrs – wie erwartet. Morgen ist mein Termin um 21 Uhr. Na dann, gute Nacht!

## *Bestrahlung Tag 7*

Heute wäre mein Termin ursprünglich um 21 Uhr gewesen. Ich bekomme aber einen Anruf von der Radioonkologie, und eine nette Frauenstimme fragt mich, ob ich bereits um 19 Uhr kommen kann. Natürlich kann ich!

Ich hatte eigentlich vor, heute Abend ein vegetarisches Menü, rein aus Bioprodukten, zu kochen. Denn wir haben gestern in einem Biohofladen das zweite Mal groß eingekauft. Nicht dass Jemand auf die Idee kommt, ich stelle jetzt unsere Ernährung um wegen dem Krebs. Nein, mit dem Gedanken spiele ich bereits seit einiger Zeit. Begonnen hat es mit den Bildern der Massenhühnerhaltung. Ich konnte kein gewöhnliches Ei mehr essen, weil ich das drangsalierte Federvieh vor Augen hatte. Ergo, Umstellung auf Bio-Eier. Dann folgten die Berichte über die anderen Tiere. Wir haben beschlossen, mehr Fisch zu essen. Dann gab es aber diesen Pangasius-Film. Jetzt muss ich die Fischverpackung genauestens lesen. Ich stelle fest, dass es gar nicht so einfach ist, bei so vielen Herstellungsverfahren und Siegeln das Richtige zu finden. Immer wenn man denkt, man hat sich mit einem Produkt richtig entschieden, kommt wieder eine Hiobsnachricht, die das Ganze in Frage stellt.

Der Biohofladen, den wir ausfindig gemacht haben, hat eigene Tiere. Es gibt bestimmte Schlachttage, man kann sein Fleisch vorbestellen und frisch oder tiefgekühlt abholen. Das ist jetzt unsere Lösung. So haben wir erst mal vier tiefgekühlte Rindsrouladen mitgenommen, wobei ich mit dem Gedanken spiele, in Zukunft gänzlich auf Fleisch zu verzichten.

Doch muss ich gestehen, dass die Umstellung nicht von heute auf morgen zu realisieren ist. Wir sündigen noch ab und an, wenn wir essen gehen. Wir haben kürzlich die Kulturgasstätte Kloster in Horb für uns entdeckt. Die sind bio-zertifiziert (nach DE-ÖKO-007) und haben eine abwechslungsreiche Speisekarte. Mal sehen, wohin uns unser Essverhalten führt.

Der nächste Schritt: Spätzle selber machen. Mit glücklichen Eiern. Ich bin nämlich eine leidenschaftliche Käsespätzle-Esserin. Ich könnte locker einen Käsespätzle-Führer unserer Umgebung erstellen.

Heute werde ich von einem Angestellten abgeholt. Er ist auch sehr sympathisch. Wir unterhalten uns ebenso nett.

Die Bestrahlung verläuft weiterhin problemlos. Ich werde immer noch gelobt für mein vorbildliches Liegen. Die Damen freuen sich weiterhin, dass meine Lage auf dem Tisch schnell eingestellt werden kann. Vielleicht sollte ich das mit in meine Bewerbungsunterlagen aufnehmen, unter besondere Fähigkeiten: Ausgeprägte Linearbeschleuniger-Kompatibilität!

Auf der Rückfahrt fliegt ein Storchenpärchen über uns hinweg. Im Februar! Strange!

## *Bestrahlung Tag 8*

Ich nehme mir vor, am Abend mit den Bio-Sachen ein Menü zu zaubern. Schön zu dinieren. Und mich anschließend schön bestrahlen zu lassen. Doch bekomme ich einen Anruf aus Tübingen, ob ich wieder bereits um 19 Uhr kommen könnte. Natürlich kann ich wieder. Also heute nur schön bestrahlen.

Die Chefin selbst ist wieder am Steuer. Wir unterhalten uns unter anderem über die Tatsache, dass alle kleinen Bäckereien langsam schließen. Die Konkurrenz ist so riesig geworden. Inzwischen haben fast alle Lebensmittelketten ihre eigene „Bäckerei“. Wir sind uns einig, dass wir unser Brot weiterhin beim Bäcker kaufen. Die abgepackten konservierten Teigwaren können so gesund nicht sein. Aber was gibt es heute noch ohne Konservierungsstoffe? Die Kunst der Mumifizierung können wir in Zukunft ad acta legen. Mit den ganzen Konservierungsstoffen im Körper bleiben wir der Nachwelt so oder so erhalten! Nach uns müssen sie nicht graben wie nach einem Schatz. Nein, wir liegen überall rum! Bis man ein Endlager für uns gefunden hat.

Heute muss ich ein wenig warten. Schaue über die Rückenlehne auf den benachbarten Wartebereich. Dort sitzt ein älterer Herr. Ich lächle ihn ganz lieb an und sage: „Hallo." Er erwidert auch einen Hallo, packt seine Tüte, kommt nach vorne und setzt sich zu mir. Die hier Wartenden haben in der Regel alle Krebs. Das verbindet. Wir kommen sehr schnell ins Gespräch. Zunächst erzählt er von sich. Dann von seinem zähen Schwager. Er sei 86 Jahre alt und habe auch Krebs. Bereits das elfte Mal sei er operiert. Die Chemos und die Bestrahlungen würde er immer sehr gut wegstecken.

Wieder einmal muss ich feststellen, wie gut es mir im Vergleich zu anderen geht. Und wie dankbar ich unserem Schöpfer dafür bin.

Die Bestrahlung erfolgt wie üblich. Habe keine Beschwerden danach.

Auf der Rückfahrt erklärt meine Fahrerin, dass das Handy ein Segen sei. Ja, sage ich, ich erinnere mich, wie die Taxis früher mit Funk ausgestattet waren. Da rauschte und dröhnte es andauernd. Wenn dann mal eine Nachricht reinkam, hat man als Fahrgast kein Wort verstanden. Der Fahrer aber verstand diese Fremdsprache, antwortete selbst souverän auf Deutsch in sein Mikro. Daraufhin fällt mir der Schlager ein, der den Funk so populär gemacht hat: Teddybär eins-vier. Na, kommen Erinnerungen hoch? Haben nicht alle gegen Ende des Liedes vor lauter Rührung geheult?! Heute kann sich kein LKW-Fahrer von seiner Route abzuweichen erlauben, nur weil er mal eben was Gutes tun will. Der Disponent würde ihm was erzählen. Und der Chef würde ihm so viel Freizeit schenken, dass er mit seinem Teddy in der Agentur für Arbeit seine Runden laufen kann.

Kurz nach dieser Unterhaltung zeigt sich, dass das Handy vielleicht nicht immer ein Segen ist. Meine Fahrerin wird angerufen und darüber informiert, dass eine Verwandte gestorben sei. Emotional angeschlagen hat sie mich dennoch sicher nach Hause gebracht.

Das muss man ihr lassen! Ich kenne keinen, der so umsichtig fährt. Sie ist heute sogar auf den Seitensteifen gefahren und hat angehalten bis ein entgegenkommender Rettungswagen mit Blaulicht an uns vorbei fuhr, obwohl kein anderes Fahrzeuge weit und breit zu sehen und die Bundesstraße breit genug war für uns beide.

### *Bestrahlung Tag 9*

Heute muss ich etwa eine dreiviertel Stunde warten. Ich beschäftige mich mit den Dateien auf meinem Smartphone. In meiner Sitzecke unterhalten sich zwei miteinander. Unweigerlich dringt das eine oder andere Wort in mein Ohr. Mein Nachbar scheint von der Krebstherapie, speziell der Bestrahlung, nicht begeistert zu sein. Ich höre „Hamer" und „YouTube". Zuhause werde ich im Internet in YouTube fündig.

Ich sehe mir ein Werbevideo von einem Dr. Hamer an. In der Einleitung heißt es:

„Dr. Hamer hat es geschafft in Burgau (Österreich) mit einem Team von zehn Ärzten 6500 Patienten zu behandeln, wovon nach fünf Jahren über 6000, also 90 Prozent, lebten. Dies wurde von der Staatsanwaltschaft Wien festgestellt. Die Gegner sagen, es gib keinen einzigen Überlebenden."

Das ist schon ein krasser Unterschied zwischen der Behauptung, er habe 90 Prozent geheilt und der Gegenbehauptung, es gebe keinen einzigen Überlebenden. Und was spielt die Staatsanwaltschaft bei der Sache für eine Rolle? Ich bin neugierig und schaue weiter.

Er beschreibt das Dirk-Hamer-Syndrom, das für die Entstehung von Krebs verantwortlich wäre. Wenn folgende drei Faktoren zusammenkämen, würde genau in diesem Moment ein Programmierungsfehler im Gehirn eine Art Kurzschluss verursachen. Und der Krebs entstünde.

1. Schweres Konflikt-Erlebnis

2. Akuter dramatischer Beginn

3. Psychische Isolation

Der Konfliktinhalt lokalisiere den Krebs. Der Krebs gehe dorthin, wo der Konfliktinhalt hindeute. Stoppe der Konflikt, stoppe der Krebs.

Wie erwähnt, die Staatsanwaltschaft hat mich stutzig gemacht. Ich gehe zu Wikipedia und gebe „Dirk-Hamer-Syndrom“ ein. Ich lese. Und ich bin entsetzt.

„Ryke Geerd Hamer (* 17. Mai 1935 in Mettmann) ist ein ehemaliger deutscher Arzt, der seit 1981 die von ihm erfundene medizinisch unwirksame und zudem mit erheblichen Risiken und Gefahren verbundene[1][2] Behandlungsmethode Germanische Neue Medizin (GNM, auch als „Germanische Heilkunde“ bezeichnet, vormals „Neue Medizin“) propagiert.

Hamer wurde am 8. April 1986 die deutsche Approbation entzogen. [3] Er war wegen fortgesetzten illegalen Praktizierens und Betrugs mehrfach in Deutschland und Frankreich in Haft. Es stehen mehrere Haftbefehle gegen ihn aus. Bis zum Jahr 1995 wurden in Deutschland und Österreich über 80 Todesfälle von durch Hamer behandelten Patienten von den Behörden untersucht. Besonderes Aufsehen erregt 1995 der Fall der damals sechsjährigen Olivia Pilhar, deren Eltern die Therapie einer Krebserkrankung zugunsten Hamers Methoden verweigerten. Erst nach Entzug der Erziehungsberechtigung konnte die Sechsjährige erfolgreich nach den Regeln der wissenschaftlichen Medizin behandelt werden.

Hamer vertritt in Verbindung mit seiner Lehre auch antisemitische Positionen, die er im Rahmen von Verschwörungstheorien äußert (...) Zu Hamers Verschwörungstheorien gehört auch seine Annahme, die allermeisten Onkologen in Deutschland seien Juden und „in Deutschland kriegt kein Jude Chemo“ (Chemotherapie). Durch die Kanülen bei der Chemotherapie werden nach Hamers Meinung „Chips“ eingepflanzt, die mit „Giftkammern“ versehen sind, die per Satellit ausgelöst werden können, um Patienten gezielt zu töten.“

Das ist nur ein Bruchteil dessen, was in Wikipedia und anderswo über diesen Mann zu lesen ist. Ich belasse es dabei. Wer Lust hat, sich zu gruseln, kann mehr über ihn lesen.

Ach ja, er hat in Tübingen Medizin studiert. Ich hoffe, ich bin nicht einem seiner Sympathisanten begegnet.

Und wieso erzittert eigentlich immer meine Vena mediana cubiti, wenn die ISS über Deutschland fliegt?

*Bestrahlung Tag 10*

Ich werde vom Chef abgeholt. Wir führen wieder eher tiefgründige Gespräche.

In der Radioonkologie werde ich heute sogar zehn Minuten vor der Zeit aufgerufen. Ich liege auf dem Tisch und schaue auf das Gemälde an der Decke. Es ist eine Dünenlandschaft. Nun sinniere ich, dass eine saftig-grüne Landschaft erfrischender für die Patienten zu betrachten wäre, als auf eine ausgedörrte Landschaft zu starren. Aber wahrscheinlich war es mal eine üppige Vegetation am Meer. Durch die ewigen Strahlungen in diesem Raum wurde dann diese Ödnis daraus. Da kann man nichts machen.

Als ich auf die Seite schaue, entdecke ich ein anderes Bild mit einem roten Klatschmohn. Ich frage später die MTA, ob das Bild neu sei. Sie verneint, es sei schon immer da. Aha! Ich hätte schwören können, dass das Bild gestern nicht da war, als ich genau an dieser Wand dem Verlauf eines roten Strahls nachblickte. Ich bin erstaunt über mich. Normalerweise entgeht mir kein Merkmal, wenn ich mir etwas betrachte oder wenn ich an einem mir fremden Ort bin. Wenn die MTA Recht hat, würde dies bedeuten, dass ich in den letzten Tagen geistig angespannt gewesen sein muss. Faszinierend, bin ich etwa doch nicht so cool wie ich denke?

Zu meiner Verteidigung: Ich habe mich auf das Gerät konzentriert. Und zwar wie oft und wie lange und von welchen Seiten die Brüste bestrahlt werden. Linke Seite von links schräg unten erst zehn Sekunden (nach meiner geistigen Zählung), dann drei Sekunden. Danach schwenkt sich der Arm und die Bestrahlung erfolgt von schräg rechts oben, erst zehn, dann drei Sekunden. Die Scheibe dreht sich und erneut folgen zwei mal zwei Sekunden. Die MTA kommt und stellt den Tisch bzw. mich neu ein. Dann erfolgt die Bestrahlung von rechts schräg unten zehn Sekunden und drei Sekunden. Schließlich von rechts schräg oben zehn und drei Sekunden. Die Scheibe dreht sich wieder und erneut folgen zwei mal zwei Sekunden. Ich habe das Gerät voll unter Kontrolle. Wenn er mal Murks macht, merke ich es sofort.

Damit ich viel Abwechslung habe, wird übrigens mal rechts begonnen und mal links.

Die Fahrt hin und zurück verfliegt wieder wie im Fluge. An unserem Haus angekommen, sitzen wir noch ganz kurz im Wagen, um ein Gesprächsthema zum Abschluss zu bringen. Zwei Stunden später ruft die Chefin an und erinnert daran, dass ihr Mann und ich die

Abholzeit für den nächsten Tag ja noch nicht besprochen hätten. Vor lauter Schwätze!

Das Wochenende habe ich frei! Ich freue mich darauf wie jeder andere, der täglich arbeiten gehen darf.

## *Bestrahlung Tag 11*

Die Hin- und Rückfahrt vergeht wie immer sehr angenehm. Ich habe viel Glück gehabt mit der Wahl meines Taxiunternehmens. Nachdem klar war, dass ich bestrahlt werden soll, war die erste große Frage, wem vertraue ich mich an für den Transport?

Ich musste während der Diagnose und zur OP-Vorbereitung mehrmals mit dem Taxi innerhalb der Kliniken hin- und hergefahren werden. Da empfand ich das eine oder andere Taxi als Zumutung. Sie waren verdreckt und unordentlich. Und das Allerschlimmste ist der Zigarettenrauch, der sich im Wagen und der Kleidung der Fahrer festgesetzt hat. Als ich kurz vor einer OP auf nüchternem Magen in einem Mietwagen saß und die kalte Zigarettenluft roch, hätte ich in das Taxi gebrochen - hätte ich nur was im Magen gehabt. Wenn ich dran denke, dass diese Taxis auch Leukämie-Kinder fahren! Da kommt mir die Galle hoch!!

Das nächste ist die Teilnahmslosigkeit der Fahrer bei hilfebedürftigen „Kunden". Ich habe einmal beobachtet, dass eine körperlich behinderte ältere Patientin eingestiegen ist, die nicht in der Lage war, sich selbst anzugurten. Was ist passiert? Nichts! Der Fahrer hat das gesehen und ist ohne Hilfeleistung losgefahren. Mit einer Patientin, die ihre Behinderung durch einen Verkehrsunfall hatte, wie sie mir später erzählt hat. Ohne den Sicherheitsgurt anzulegen!

Falls es noch nicht der Fall ist, sollte die Uniklinik ihren Patienten-Befragungsbogen um den Punkt „Taxifahrten" erweitern. Vielleicht trägt bei dem einen oder anderen schon allein die Tatsache, dass sie beurteilt werden dazu bei, sich mehr Mühe zu geben.

Das Unternehmen, das ich nach Empfehlung erwählt habe, ist sehr kundenorientiert. Ihre Fahrzeuge sind in Top-Zustand, die Fahrer bisher sehr angenehm und fürsorglich. Immer werde ich pünktlich abgeholt. Ich bin einfach dankbar.

Nun habe ich ein Drittel der Bestrahlungen hinter mir. Dieser Tage postete ich scherzhaft ins Facebook: „Fahre zur Abwechslung heute mal nach Tübingen". Ich bekam dann so tolle Ratschläge wie: „Lauf doch mal zur Abwechslung. Oder schwimme ab Horb", „ … kannst ja auch auf deinem Besen hinreiten!" Oh, ich möchte meine Freunde nie missen!

Wie sehr auch soziale Netzwerke von einigen verteufelt werden, ich könnte mir gerade in meiner jetzigen Situation ein Leben ohne nicht vorstellen. Ich stehe dazu. Und ich empfinde mich nicht als süchtig. So habe ich noch guten Kontakt zu meinen weit entfernten Familienmitgliedern und Freunden. Zu meinen geliebten Kollegen, die mich durch den einen oder anderen Beitrag teilnehmen lassen an Geschehnissen in meinem Team.

Ja, ich bin auch mit ein paar liebenswerten Menschen im FB „befreundet", die ich persönlich nicht kenne/kannte. Einmal fand das Kennlernen in Wien statt bei einem Besuch eines gemeinsamen Freundes. Ein andermal traf ich mich mit einer Bekanntschaft aus der Schweiz in Istanbul zu einer Stadtbesichtigung. Sie hat sich auch als Lektorin für dieses Tagebuch angeboten, das ich gerade schreibe. Und überhaupt, die Idee dieses Bestrahlungstagebuch zu schreiben entstand auch in diesem sozialen Netzwerk. Ich habe die Berichte aus den ersten zwei Tagen  gepostet und wurde dann von meiner community ermuntert, dies doch zu veröffentlichen.

Ich wollte gerade das Wort community durch ein deutsches Wort ersetzen und bin im Wiki fündig geworden: Biologische Artengemeinschaft!

Aha! Da muss ich aber aufpassen, dass ich nicht in ein Netzwerk gerate mit Kreaturen, die mit mir biologisch nicht verwandt sind!

## *Bestrahlung Tag 12*

Ich werde von der Chefin geholt. Viel Verkehr ist nicht auf der Straße. Ein Kleinwagen kriecht vor uns her. Jeden Moment schlafen der Fahrer des Wagens und ich hinter ihm ein. Bezeichnenderweise sind die zwei mittleren Buchstaben auf dem Kennzeichen des Fahrzeugs vor uns: IT. Das  bedeutet auf Türkisch: "Schieb!" Wie passend, denke ich. Es wird aber auch als Schimpfwort: „Köter" benutzt, und zwar für Menschen. Da ich wohlerzogen bin, assoziiere ich es mit dem Imperativ.

In der Radioonkologie lege ich mein Handtuch wieder auf den Tisch und mich darauf. Das erinnert mich jedes Mal an einen Sandstrand direkt am Meer. Der Gedanke hält sich aber nicht lange, da ich bald beginne zu frieren. Und die Geräusche des Gerätes erinnern mehr an Schweißarbeiten, als an Meeresrauschen.

Ich bitte heute die MTA, nach einem der durchsichtigen Pflaster zu sehen, das sich löst. Sie kümmert sich sofort darum und zieht die Linien nach. Dabei erklärt sie mir, dass die grünen Linien wichtig seien im Vergleich zu den schwarzen. Aber ich solle mir keine Sorgen machen, wenn was abgeht, könnten sie es jederzeit neu rekonstruieren. Ich habe übrigens zwölf Pflasterstreifen auf grünen und schwarzen Linien. Zu Hause muss ich die Linien mal im Spiegel betrachten. Ob ich wohl selbst drauf komme, warum die grünen wichtiger sind. Ich nehme mir auch vor, die Bestrahlungsbroschüre endlich mal zu lesen.

Heute findet wieder ein Arztgespräch statt. Ich setze mich im inneren Flurbereich auf einen Stuhl. Dort wartet bereits eine ganze Weile eine Patientin. Die MTA teilt mit, dass die Ärztin bald käme. Die Patientin und ich kommen ins Gespräch. Sie habe eine Chemo hinter sich. Das Schlimmste wäre für sie gewesen, als die Haare ausfielen. Das ist sehr oft zu hören. Obwohl es sehr gute Perücken gibt, die man vorübergehend tragen kann, sind die Frauen entsetzt, wenn die Haare ausfallen.

Ich hatte letztes Jahr ohne ersichtlichen Grund massivsten Haarausfall und fiel kurz in Panik, weil ich keine Ursache erkennen konnte. Die erste Frage, die der Hautarzt dann stellte war: „Haben Sie vor ungefähr drei Monaten eine schwere Krankheit oder eine OP gehabt?" Ja, hatte ich. Ich hatte eine sehr schwere Lungenentzündung. Er meinte dann, da bräuchte man nicht mehr weiter nachzuforschen. Dies sei zu 99,9 Prozent der Grund. Das wäre so ähnlich wie anzunehmen, dass man draußen Hufengeklapper hört und zuerst an ein Pferd denkt, bevor man auch ein Zebra in Erwägung zieht. Dann wollte er meine Fingernägel sehen. Er zeigte mir eine deutliche Linie auf allen meinen Nägeln auf derselben Höhe. „Da sieht man, dass die Fingernägel in der Zeit minderversorgt waren und nicht gewachsen sind. Die Wurzeln der Haare sind in der Zeit auch verkümmert und sind abgestorben. Bis zum Haarausfall vergehen etwa drei Monate." Er konnte mir nicht sagen, ob alle Haare ausfallen oder nur ein Teil. Und wenn alle, meinte er, könne ich ja ein Kopftuch tragen, da ich eine Türkin bin. Haha. Natürlich habe ich im Internet geforscht und nach einer Perücke geschaut. Aber als ich eine gefunden hatte, die mir gefiel, war ich total entspannt und harrte der Dinge, die da kommen würden. Ich habe noch scherzhaft zu meinem Mann gesagt, er könne sich jetzt aussuchen, ob er zur Abwechslung mal eine Rote will. Ungefähr die Hälfte meiner Haare fiel aus. Zu

Hause und bei der Arbeit war ich ständig dabei, Haare an mir und um mich aufzusammeln. Eddi, ein Chirurg, fragte mitleidig in die Runde: „Kann denn nicht jemand eine Hundebürste nehmen und die Hülya mal ordentlich ausbürsten?!" Da ich von Natur aus viele dicke Haare habe, fiel es außer meinem Mann und meiner Friseurin äußerlich kaum jemandem auf, dass ich lichtere Haare hatte. Nach ungefähr vier Wochen hörte der Haarausfall auch wieder auf.

Während wir zwei Frauen also dasitzen, verabschieden sich die Mitarbeiter nach und nach und verlassen die Abteilung. Es wird ganz still. Als unsere MTA auch an uns vorbeigeht und sich verabschiedet, sage ich noch frotzelnd, wir würden dann das Licht ausschalten.

Die Ärztin kommt bald darauf. Weil wir beide keine Probleme haben, sind wir in jeweils zwei Minuten fertig begutachtet. Ich hoffe, dass alle zukünftigen Arztsitzungen so schnell erledigt sind.

Auf nach Hause!

## *Bestrahlung Tag 13*

Ich habe meinen Termin mitten in der Nacht. Naja, fast. 19.45 Uhr. Ich muss heute ein bisschen länger warten. Im Bestrahlungsraum gebe ich der diensthabenden MTA eine Tafel Schokolade. Hin und wieder nehme ich was Süßes mit. Aus eigener Erfahrung weiß ich, dass man im Klinikbetrieb nicht immer zu den vorgegebenen Zeiten pausieren und essen kann. Manchmal gar nicht. Da braucht man Hirnnahrung, die man sich zwischen Tür und Angel reinschoppt.

Heute würde es ein wenig länger dauern, sagt mir die MTA. Es werden wieder Kontrollbilder gemacht. Dies geschieht jede Woche. Das soll dazu dienen, die Einstellung der Fläche und der Tiefe der Strahlen zu kontrollieren. Die MTA erklärt weiter, dass manche Patienten anfangs angespannt sind und im Laufe der ersten Tage entspannter werden. Dadurch verschiebe sich Fläche und Tiefe der zu bestrahlenden Region und muss neu berechnet werden. Da fällt mir ein: Bestrahlungsbroschüre lesen!

Während ich so daliege, geht es mir durch den Kopf, dass ich noch gar nicht weiß, wer mein Bestrahler ist. Er selbst kennt nicht nur meinen Namen, er hat mich auch so oft halbnackt gesehen. Ich schaue nach oben und entdecke den Schriftzug: Elekta. Der ist ja eine sie! Mit vollem Namen heißt sie „Elekta Synergyn Platform". Ich recherchiere später zu Hause in Wikipedia: „Elekta ist ein international tätiges Unternehmen aus der Medizintechnik-Branche, dessen Produkte hauptsächlich aus dem Bereich der Strahlentherapie stammen. Der Hauptsitz des Unternehmens befindet sich in Stockholm (…) Das Unternehmen unterhält außerhalb Schwedens Niederlassungen, unter anderem in Finnland, Großbritannien, den Vereinigten Staaten und in Deutschland, insgesamt bestehen mehr als zwanzig Tochterunternehmen (…) Die Firma wurde 1972 vom schwedischen Neurochirurg Lars Leksell gegründet. Leksell war Professor am Karolinska-Institut und gilt als der Erfinder der Strahlentherapie mit dem Gamma-Knife. Zusammen mit dem schwedischen Physiker Börje Larsson hat er damit den Beginn für das Gebiet der Radiochirurgie begründet."

Der Begriff „Gamma-Knife" macht mich neugierig. Und ich lerne:

„Es dient der sogenannten stereotaktischen Radiochirurgie von Hirntumoren und Gefäßmalformationen. Dabei werden hochdosierte Gammastrahlen aus 201 einzelnen radioaktiven Cobalt-60-Quellen durch einen helmförmigen Kollimator mit entsprechenden Bohrungen auf den Kopf des Patienten gerichtet. Die nadelförmigen Strahlen können mit hoher Genauigkeit auf einen Punkt ausgerichtet werden (…) Weltweit sind mehr als 300 Geräte installiert und in Betrieb. In Deutschland gibt es vier Gamma-Knife-Zentren (Aachen, Frankfurt, Krefeld und Hannover). Durch seine kugelige, halbgeschlossene Bauart ist es optimal zur Behandlung von Hirntumoren geeignet."

Mist, jetzt muss ich auch noch „helmförmigen Kollimator" nachschlagen:

1. Vorrichtung in optischen Geräten, mit der ein unendlich entferntes Ziel in endlichem Abstand dargestellt wird.

(Ich versuche nun mir ein „unendliches Ziel" vorzustellen. Funktioniert so gut, dass ich den „endlichen Abstand" nicht sehen kann!)

2. Vorrichtung, mit der aus einem [Teilchen]strahl ein Bündel mit bestimmtem Raumwinkel ausgeblendet wird.

Aha! Morgen habe ich das wieder vergessen. In meinem nächsten Leben beschäftige ich mich mehr mit Physik! Das kommt davon, wenn man das Fach abwählt! Aber ich bin ein Fan von Sheldon Cooper!

Ich schaue auf meinen Linearbeschleuniger und denke: „Was wärst du Klugscheißer ohne meine Mitarbeit?!" Nach der Bestrahlung werde ich erneut gelobt, wie toll ich daliege. Wenn alle Patienten so gut zu positionieren wären, bemerkt eine MTA, wären sie in der Hälfte der Zeit fertig. „Und der Arbeitgeber würde den Mitarbeiterstab ruckzuck halbieren!", schießt es mir durch den Kopf.

Ich hoffe nicht, dass jetzt einer in der Personalverwaltung auf die Idee kommt, den Stellenschlüssel aufgrund der „Linearbeschleuniger-Kompatibilität" der Patienten zu minimieren! Ganz sicher bin ich mir da nicht.

## *Bestrahlung Tag 14*

Ein neuer Fahrer holt mich ab. Von ihm erfahre ich, dass er sich als Taxifahrer nicht anschnallen muss, wenn er Fahrgäste hat. Nur wenn er alleine führe, hätte er Anschnallpflicht. Den Grund wisse er nicht genau. Er vermute, dass der Fahrer schneller den Wagen verlassen könne, wenn er angegriffen werde. Ich vermute eher, ich bekomme eine Stuntnummer inklusive, wenn der Fahrer bei einem Unfall durch die Frontscheibe segelt. Ich schaue Zuhause in der Straßenverkehrsordnung nach.

§ 21a Sicherheitsgurte, Schutzhelme

(1) Vorgeschriebene Sicherheitsgurte müssen während der Fahrt angelegt sein.

Das gilt nicht für

1. Personen, die ein Taxi oder einen Mietwagen führen bei der Fahrgastbeförderung,

2. Personen beim Haus-zu-Haus-Verkehr, wenn sie im jeweiligen Leistungs- oder Auslieferungsbezirk regelmäßig in kurzen Zeitabständen ihr Fahrzeug verlassen müssen,

3. Fahrten mit Schrittgeschwindigkeit wie Rückwärtsfahren, Fahrten auf Parkplätzen,

4. Fahrten in Kraftomnibussen, bei denen die Beförderung stehender Fahrgäste zugelassen ist,

5. das Betriebspersonal in Kraftomnibussen und das Begleitpersonal von besonders betreuungsbedürftigen Personengruppen während der Dienstleistungen, die ein Verlassen des Sitzplatzes erfordern,

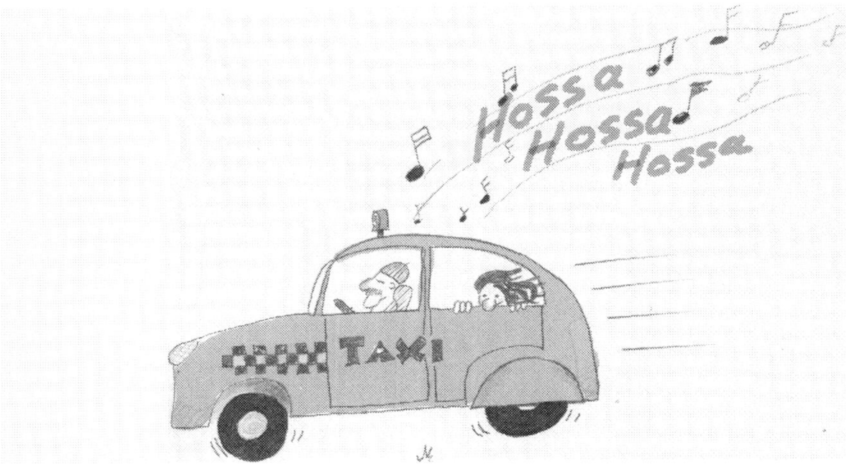


6. Fahrgäste in Kraftomnibussen mit einer zulässigen Gesamtmasse von mehr als 3,5 t beim kurzzeitigen Verlassen des Sitzplatzes.

Dazu Auszug der Gedanken eines Taxifahrers mit 30-jähriger Erfahrung vom „Taxihaus Berlin", aus dem Internet

http://www.taxihaus-berlin.de/anschnallen-oder-nicht/

*„Der Sinn der Sache ist recht einfach: Im Falle eines Überfalls soll es uns Taxifahrern möglich sein, schnell und ohne Hindernisse das Fahrzeug zu verlassen (…) Auch wenn wir Taxifahrer uns nicht zu Unrecht so oft Gedanken über Überfälle machen, so bleibt die größte Gefahr doch vorrangig der Straßenverkehr selbst. Und alleine durchs Nichtanschnallen ist auch nicht jeder Überfall harmloser. Deswegen eine uneigennützige Bitte an alle Kollegen da draußen: Denkt mal drüber nach! Überlegt Euch gut, was ihr tut. Schnallt Euch an!"*

Dazu kann ich ergänzen, dass alle Insassen eines Oldtimers bis zum Jahr 1970 keine Gurtpflicht haben. Wir fahren nämlich so ein Schätzchen ohne Sicherheitsgurte aus dem Jahr 1966. Nackenstützen waren damals auch ein Wort der fernen Zukunft. Ein bisschen mulmig ist einem schon dabei.

So, zurück zur Bestrahlung. Im Bestrahlungsbereich ist weiterhin nichts Auffälliges zu sehen. Ich überlege nur kurz, ob die Brustwarzen schon immer so dunkel waren. Wahrscheinlich. Ich habe sie nur nie so intensiv betrachtet.

Sehr schnell zurück im Taxi, geht es wieder nach Hause. Mit einem Mords-Hunger. 19.15 Uhr ist einfach nicht meine Zeit. Ich werde 18.15 geholt. Und das ist zu früh für mich zum Essen. Ich will aber nicht nörgeln. Erstens gibt es noch spätere Termine. Zweitens bin ich froh, dass ich weiterhin Appetit habe und bisher an keinen Nebenwirkungen leide.

## *Bestrahlung Tag 15*

Ich sitze vor dem Laptop, um den Bericht von heute aufzuschreiben. Mein Mann fragt mich, was man denn so viel über Bestrahlung schreiben könne. Ich lese ihm einen Tag vor. Er grinst.

Das was sich grundlegend geändert hat, ist die Tatsache, dass der Tagesablauf um den Termin herum geplant werden muss. Im Durchschnitt sind etwa drei Stunden vom Tag wegzurechnen für die Fahrten und den Aufenthalt in der Radioonkologie. Da man in Tübingen den nächsten Termin immer erst am Vortag erhält, sind Verabredungen mit Familie oder Freunden nur kurzfristig möglich. Dies ist aber kein Drama. Wichtig ist, dass es mir bisher körperlich gut geht mit der Bestrahlung. Ich kann immer noch mit meinem Mann fast täglich etwa eine Stunde durch Wald und Wiesen marschieren. Abends mache ich manchmal ein paar Yoga-Pilates-Übungen oder wende die Progressive Muskelentspannung nach Jacobson an. In der Zeit der Diagnosestellung und bis Beginn der Bestrahlung konnte ich mich kaum bis gar nicht sportlich betätigen. Meine Muskeln haben sich in Windeseile verdrückt. Damit die ehemals strammen Stellen nicht so lasch rumhängen, hat mein Körper quasi ohne mein Dazutun alles schön mit Fett unterpolstert. In den letzten drei Wochen aber eroberten sich die Muskeln allmählich ihre angestammten Plätze zurück.

Die Muskelentspannung nach Jacobson kann ich jedem weiterempfehlen. Vor einigen Jahren habe ich das mal mitgemacht, weil es meine Krankenkasse, die AOK Baden-Württemberg, angeboten hat. Gratis! Da muss man das doch mitnehmen. Im Internet kann man sich unter verschiedenen Anbietern die für einen selbst angenehmste Anleitungsstimme und Musik aussuchen. Es ist eins der besten Mittel, um nach einem stressreichen Tag zu relaxen. Nach der körperlichen Entspannung setzt die seelische ein. Hinterher fühlt man sogar frische Kräfte und ist motiviert noch irgendetwas zu machen.

Zum Beispiel Wäsche waschen. Da ich, wie bereits erwähnt, kein Deo benutze, wechsle ich meine Unterwäsche mehrmals am Tag. Ich bin inzwischen von der Handwäsche abgekommen. Unsere Waschmaschine könnte sehr traurig werden, wenn sie mitkriegt, dass ich ihr das Wachbecken vorziehe. Beleidigte Geräte gehen dann mal eben kaputt. Das kann ich nicht riskieren.

Meine Elekta funktioniert sehr gut. Souverän zieht sie heute wieder ihr Programm durch. Ach ja, die Bestrahlungsbroschüre muss ich noch lesen. Das mache ich jetzt endlich an diesem Wochenende.

Jawohl, auf ins Wochenende! 15 von 33 geschafft!

## *Bestrahlung Tag 16*

Vorneweg: Das Wochenende ist vorbei und ich habe die Broschüre noch nicht gelesen. Am Samstag war ich mit zwölf meiner Kollegen, ich war der 13. Krieger, zur Abwechslung in Tübingen. Nach einem guten Essen sind wir planmäßig „um die Häuser gezogen". Nach Mitternacht habe ich dann auch keine Muskelentspannung mehr gebraucht. Geschweige denn Bestrahlungs-Grundwissen. Am Sonntag hatten wir Besuch von guten Freunden und sind bei strahlendem Sonnenschein durch die erwachende Natur marschiert. Sie verließen uns spät abends und ich zog den Film „Taxi Driver" mit Robert de Niro der Broschüre vor.

Aber nächstes Wochenende! Da lese ich es. Das bin ich mindestens den Menschen schuldig, die sich die Mühe gemacht haben, uns Betroffene aufzuklären. Ich gehe mit mir ins Gericht. Normalerweise bin ich wissbegierig und schlage vieles nach. Warum schiebe ich das Lesen der Broschüre vor mir her? Die Antwort ist schnell gefunden. Sicher sind darin mögliche Nebenwirkungen der Bestrahlung beschrieben. Ich scheue mich davor, diese zu erfahren und mich konkret darauf zu konzentrieren, ob sich in meinem Körper etwas Ähnliches tut. So wird es sein. Jetzt, da ich dies analysiert habe, habe ich die Scheu verloren. Ich werde mich nicht von Hypochondrie erfassen lassen. Her mit der Broschüre!

In der Radioonkologie hat mir die MTA zwei schwarze Linien erneuert, die quasi mit den Pflastern abgefallen waren, und sie neu mit den durchsichtigen Pflastern fixiert. Ich durfte nach der Bestrahlung wieder auf einen Arzt warten. Ich spreche kurz mit einer Patientin, die vor drei Monaten mit mir zur OP in der Frauenklinik aufgenommen wurde. Sie müsste jetzt mit der Bestrahlung durch sein, denke ich. Weil ich noch nachresektioniert wurde, bin ich ein paar Wochen hinterher. Ich frage sie, wie es ihr gehe. Sie scheint sehr unsicher. Sie habe erst eine Bestrahlung gehabt. Wie es mir denn gehe. Ich mache ihr Mut, erzähle, dass dies mein 16. Mal gewesen sei, ich bisher keine Nebenwirkungen habe und es mir körperlich gut gehe.

Dieser Tage habe ich schon einmal eine Patientin wiedergetroffen, die lange vor mir operiert worden war. Mit den Bestrahlungen habe man aber erst neulich angefangen, weil man über einen langen Zeitraum nach der Operation Wundflüssigkeit aus der Brust punktieren musste. Jetzt ist sie froh, dass es mit der Bestrahlung endlich losgeht. Wenn dieser Zwischenfall nicht gewesen wäre, wäre sie längst durch mit der Therapie und der Rehabilitation.

Aber es ist müßig zu denken, wenn … wäre, … dann … wäre …! Ich habe diese Gedankengänge schon lange aus meinem Hirn gestrichen. Wozu den Kopf zerbrechen über Dinge, die zur Vergangenheit gehören. Was brächte es mir, wenn ich jetzt dächte: „Wäre ich ein Frosch, hätte ich vermutlich Warzen aber kein Brustkrebs!“

Auf die Ärztin muss ich leider länger warten. Mir ist ein wenig schlecht vor lauter Hunger. Es ist fast 20 Uhr. Habe seit fünfeinhalb Stunden nichts gegessen. Normalerweise nehme ich mir Obst mit. Aber gerade heute habe ich es vergessen. Das Arztgespräch ist, wie zuvor auch, in zwei Minuten erledigt. Ich habe keine Beschwerden und sie kann bei ihrer Begutachtung nichts Ungewöhnliches feststellen. Gleich darauf bin ich im Taxi.

Zu Hause habe ich noch Käsespätzle und Salat gemacht.
Um 21.30 Uhr!

Ach, ein Tipp noch: Mit vollem Magen lässt es sich nicht besonders gut schlafen.

## *Bestrahlung Tag 17*

Für heute hatte ich mir den Termin nicht später als 17 Uhr gewünscht, weil wir am Abend was vorhaben. War auch kein Problem. Ich werde 13.30 Uhr geholt und packe mir einen Apfel und Traubenzucker ein. Man weiß ja nie. Da wir spät gefrühstückt haben, verlasse ich das Haus ohne Mittagessen.

In der Klinik herrscht reger Betrieb. Der Wartebereich ist voll. Weil ich bisher immer abends meinen Termin hatte, bekam ich gar nicht mit, wie viel tagsüber los ist. Ich setze mich auf einen noch freien Platz und muss auch schon schmunzeln. In der Aufklärungsbroschüre, die ich bereits lese(!), wird in einem Abschnitt gewarnt: „Wartezimmergespräche: Ohren zu und durch". Da ist zu lesen, dass oftmals Schauergeschichten die Runde machen und versuchen, sich an Schrecklichkeit zu überbieten. Und tatsächlich, ich lausche einer solchen Geschichte einer Patientin, die irgendwo weiter hinten sitzt; die ich zwar nicht sehen, aber sehr gut hören kann. Auch die anderen sitzen still und horchen andächtig der Apokalypse, die kein Ende nimmt. Ich werde jetzt nicht ihre ganze Geschichte wiedergeben. Aber wenn auch nur ein Bruchteil von dem stimmt, was sie erzählt, ist sie bereits drei Mal gestorben. Das erinnert mich an die Serie „Sturm der Liebe". Als mein Mann durch einen schweren Bandscheibenvorfall an Zuhause gefesselt war, wurde er gleichfalls an diese Serie gefesselt. Barbara, eine der Hauptpersonen, ist auch mehrmals gestorben. Auch andere Personen, sind darin nach ihrem Tod wiederauferstanden. Da ich jede Woche mal blöde Fragen zu der Serie gestellt habe, wie: „Weißt du noch, wie viele uneheliche Kinder Herr Saalfeld inzwischen hat?", „Wer ist schon wieder gefesselt in eine Scheune entführt worden?", „Wie viele Geschäftsführer und Teilhaber hat jetzt das Hotel?" und „Wie viele Angestellte wohnen inzwischen in der Suite ihrer Arbeitsstelle?", habe ich ihm den Genuss verleidet und er hat seine geliebte Serie aufgegeben.

Jedenfalls ist die Patientin im Wartebereich ein richtiges medizinisches Wunder! Bevor sie vermutlich durch den Wartebereich marschiert und den Anwesenden ihre Narben zeigt, werde ich reingerufen.

Die Bestrahlung verläuft wie üblich ohne Probleme. Ich bin bald wieder auf dem Weg nach Hause. Heute Abend gehen wir zu einer Multimediashow über Hurtigruten. Das ist mal ein Wunsch von mir, mit den Hurtigruten entlang der Fjorde Norwegens zu schippern. Mal sehen, was mir das Leben noch Schönes bringt.

## *Bestrahlung Tag 18*

„Schubi dumm dumm, schubi dumm dumm …" Im Geiste singe ich mit. Ich leide unter einer Nebenwirkung. Das ist die schlimmste Nebenwirkung der Bestrahlung. Das haben sie mir beim Aufklärungsgespräch als mögliche Begleiterkrankung verschwiegen! SWR 4-Virus! Zunächst werde ich während der Taxifahrten damit bestrahlt. Entkomme ich diesen und liege gelöst in den Armen der Elekta Synergyn Platform, die um mich herumfährt und ihr Programm absolviert, ertönt im Hintergrund: „Schön ist es auf der Welt zu sein, sagt die Biene zum Stachelschwein …“ oder „Hmmmm, manchmal möchte ich schon mit dir ...“ Hmmmm, manchmal möchte ich schon mit ihm: Erst geköpft, dann gehangen und gespießt auf heißen Stangen; dann verbrannt, dann gebunden, und getaucht; zuletzt geschunden … (Dank an dieser Stelle an meinen Musiklehrer, Herrn Eckle, für meine Begeisterung für Opern!)

Meine Gehirnwäsche ist in vollem Gang. Die Manipulation des Denkens und Wollens. Mein Wille und mein Verstand werden gebrochen. Ich kann es nicht aufhalten. Ich bin bereits in der Lage, einige Refrains der Schlager astrein wiederzugeben. Ich ertappe mich sogar, wie ich im Geist den einen oder anderen Satz verbessere oder durch Wortspiele aufwerte. Ich beginne "schlagerisch“ zu denken. Noch 14 Tage sollte ich standhalten. Kann ich mich dem Ganzen widersetzen, ohne irreversible Schäden davonzutragen?

Wenn Milva singt: „Wie stark ist der Mensch? Wie stark? Wie viel Ängste wie viel Druck kann er ertragen? Ist er überhaupt so stark wie er oft glaubt? Wer kann das sagen?“, denke ich, „Ich kann das sagen, Milva, wir sind sehr stark, denn wir sind Mongolen, ha-ha-ha-ha! Und der Teufel kriegt uns früh genug!“

Eine Freundin hat mir vorsorglich einen Link geschickt, um mich über die Gefahren des Schlagers zu belehren, die ich nicht unterschätzen sollte. Für alle Interessierte:
*http://www.stupidedia.org/stupi/Schlager*

Ganz selten, wenn eine bestimmte MTA Dienst hat, gibt es eine Quelle der Erholung durch einen anderen Sender. Ansonsten, ist die Bestrahlung an den SWR4 gekoppelt. „Da sind wir halt daheim.“

Übrigens könnte ich mich zur nächsten Stadtratswahl aufstellen lassen. Durch das Regionalprogramm bin ich inzwischen bestens informiert über Tübingen und Umgebung. Ich führe dann die 20er-Schilder ein!

Ach ja, Jo und mir ist unlängst aufgefallen, dass der eine oder andere Wagen mit TÜ-Kennzeichen außerhalb seines Bezirks konsequent nicht die 30 km überschreitet, obwohl es keine Einschränkungen in den Ortschaften gibt. Die Macht der Gehirnwäsche eben!

## *Bestrahlung Tag 19*

Heute ist meine Bestrahlung so ziemlich Nebensache. Morgens fahre ich mit meinen Schatz zu seiner OP nach Nagold in die Klinik. Die Wartezeit verbringe ich in unserer Zentralen Notaufnahme, mit den besten Kollegen der Welt. Ich werde dann vom OP aus angerufen, dass alles gut verlaufen ist und mein Liebling gerade zugenäht wird. Kann mit ihm noch im Aufwachraum kurz sprechen (wovon er hinterher keinen Schimmer hatte!) und eile nach Hause, weil ich ja meinen Termin in Tübingen wahrnehmen darf.

Die Bestrahlung erfolgt wie bisher reibungslos. Ich bin schnell wieder im Taxi nach Hause. Mein heutiger Fahrer hat mich schon mal gefahren. Wir unterhalten uns sehr gut. Über Tübingen. Als er bemerkt, er frage sich, woher der Name „Gogen“ für die Tübinger wohl käme, kann ich mein Wissen weitergeben. Ich habe mal ein gutes Buch gelesen mit dem Titel „Wie die Schwaben Schwaben wurden“. Als Gogen wurden die Tübinger Weingärtner bezeichnet, die in der Unterstadt wohnten. Die etymologische Herkunft des Wortes ist aber umstritten. Es gibt einige Vermutungen. Jedenfalls berichtet mein Fahrer, er habe eine Langspielplatte mit Gogen-Witzen besessen. Auf mein Bitten erzählt er mir davon, was noch in seiner Erinnerung ist:

Früher wurden die Abortgruben geleert und auf das Feld gefahren. Ein Gogenpaar ist mit einem Wagen, gefüllt mit dem Grubeninhalt auf dem Weg zum Acker. Als sie an einem Abhang sind, verlieren sie die Kontrolle über den Wagen. Der Wagen donnert den Hügel hinab und der Inhalt leert sich auf das Umfeld. Die Gogenfrau ruft entsetzt: „Oh jee, jetzt hama `s ganz Johr umsonscht gschisse!“ (Für Nichtschwaben: Ach, nun haben wir das ganze Jahr hindurch völlig umsonst Stuhlgang produziert!)

Einen noch: Ein Goge und ein Student stehen auf der Neckarbrücke. Der Student: „Ich stehe auf der Neckarbrück und spuck‘ den Fischen ins Genick.“ Da sagt der Goge: „Des ko i besser: I schtand uff d‘r Neggrbrück und schteck d‘r Fenger in d‘r Arsch.“ Sagt der Student: „Das reimt sich doch gar nicht.“ Darauf der Goge: „Aber dichta duads!“

Wir fragen uns, wer die Witze wohl in Umlauf gebracht hat. Die Reutlinger? Das Verhältnis soll ja sehr gespannt gewesen sein zwischen Tübingen und der Freien Reichsstadt. Im Wikipedia ist zu lesen, dass die Gogenwitze von drei Herren gesammelt und unter dem Pseudonym ‚Romeo' 1916 gedruckt und als Feldausgabe herausgegeben worden sind. Ihre Verteilung unter den württembergischen Soldaten wäre von König Wilhelm II. von Württemberg gebilligt worden.

Er soll ja ein sehr volksnaher König gewesen sein. Wenn er in Stuttgart spazierte, habe er den Kindern Süßigkeiten geschenkt, nachdem sie ihn fragten: „Keenich, hosch mr nix?" (König, hast du mir nichts?)

Die Fahrt vergeht durch unsere bedeutungsschwere Unterhaltung wie im Fluge.

Am späten Nachmittag bin ich schon wieder in der Klinik in Nagold. Mein Schatz ist bereits munter und mobil. Morgen darf er nach Hause.

Und ich darf morgen wieder 19.15 Uhr nach Tübingen.

## *Bestrahlung Tag 20*

Ich h a b e die Strahlentherapie-Broschüre gelesen! Sie ist sehr gut geschrieben. Und es sollte am besten vor Therapiebeginn gelesen werden, gell! Über die Strahlen hatte ich bisher nur oberflächliches Wissen. Genau genommen gar keins.

In meiner Ausbildung lernte ich den Herrn Wilhelm Conrad Röntgen kennen, der vor mehr als hundert Jahren die Strahlung entdeckte, mit der man durch Lebendes und Lebloses sehen kann. Dafür bekam er den Nobelpreis und stiftete das Preisgeld der Universität in Würzburg, an der er arbeitete. Er verzichtete zudem auf das Patentrecht. Anfangs hat er alles geröntgt, was ihm unterkam. Besonders bekannt ist die beringte Hand seiner Frau Berta. Es wurde in der Zeit sogar Mode, Teile von sich selbst als Gag durchleuchten zu lassen. Die Menschen damals hatten damit so viel Spaß wie die heutigen mit den Selfies (Was die Folgen der Selfies sein werden, wird uns die Zukunft zeigen.) Da die Gefahr der Strahlung damals nicht sogleich erkannt wurde, gab es natürlich viele Todesopfer.

Inspiriert durch ihn experimentierte dann Henri Becquerel mit lumineszenten Materialien. Dabei stieß er auf eine Wirkung von einer ganz anderen Art von Strahlung: Die Entdeckung der Radioaktivität. Für seine Forschungsarbeiten zusammen mit Marie und

Pierre Curie erhielt er damals auch den Nobelpreis. Jetzt kommt vielleicht bei einigen der Aha-Effekt, warum die Radioaktivität in Tschernobyl und Fukushima in Becquerel gemessen wird. Oder der unserer Wildschweine in Baden-Württemberg. Viele Maßeinheiten sind nach den Namen der Entdecker benannt worden. Nein, soweit ich weiß, gehört Gramm und Liter nicht dazu. Aber Sievert, Amper, Ohm, Kelvin, Newton, Coulomb, Pascal, Gray ... Mehr fällt mir gerade nicht ein. Vielleicht noch „PS", abgeleitet vom Ackergaul. Aber offiziell wird es nun nach (James) Watt benannt, der auch für die Maßeinheit „Pferdestärke" verantwortlich ist.

Jedenfalls haben die Erfinder und Entdecker mitunter auch Selbstversuche durchgeführt. Im Falle der Familie Curie endete das Leben von Marie und ihrer Tochter Irene durch Leukämie. Pierre wurde von einer Pferdekutsche tödlich überrollt, vermutlich bevor er an Leukämie erkrankte. (Die zweite Tochter, die sich nicht für die Arbeiten der restlichen Familie interessierte, wurde über hundert Jahre alt!)

Jetzt aber zurück zur Broschüre. Sie informiert über Grundlagen und Arten der Strahlentherapie. Sie versucht, durch einfache Erklärungen Ängste und Befürchtungen abzubauen und trägt zum Verständnis bei, was mit einem während der Bestrahlung geschieht. Weiter wird erklärt, dass man logischerweise „unsichtbare Dinge unheimlich findet" im Vergleich zu Medikamenten. Es wird einem suggeriert, dass das Gegenteil der Fall ist. Die Medikamente seien unheimlicher als die Bestrahlungen. Denn bei Medikamenten sei nicht ganz klar, welche Menge des Wirkstoffs zum Zielort gelange. Bei der Strahlentherapie lasse sich genau berechnen, welche Strahlendosis die Krebszellen aufnehmen würden. Scheint sich viel getan zu haben seit Röntgens Entdeckung. Wie beruhigend.

In einem anderen Kapitel wird auf die Psyche von Krebspatienten eingegangen. „Warum gerade ich?", sei die meistgestellte Frage. Dazu muss ich sagen, ich gehöre nicht dazu. Im Gegenteil, vor ungefähr einem Jahr, als ich aus der Sprechstunde einen Krebspatienten verabschiedet habe, hatte ich die Intuition, ich würde auch mal zu den Betroffenen gehören. Da muss ich meine Tumore schon gehabt haben. Bei der ersten Diagnosestellung bei meiner Frauenärztin hatte ich natürlich zuerst einen Schock. Aber ich habe es ohne jedwede Verzweiflung angenommen. Weil ich auf Gott vertraue, dass er mich tragen wird, was auch kommen mag.

Dann finden sich darin noch einige informative Kapitel über Vorgehen bei verschiedenen Behandlungen, wie OP, Chemo, Hormonbehandlung, usw. … Will jetzt nicht weiter auf den Rest eingehen. Wie bereits oben erwähnt, ist die Broschüre verständlich geschrieben und gut aufgegliedert.

Ach ja, was ich hier auch als sehr lobenswert erwähnen möchte, ist der "Informations- und Dokumentationsordner" des Brustzentrums der UKT. Er ist eingeteilt in verschiedene Register, enthält Erläuterungen zu allen Etappen, von der Diagnosestellung bis hin zur Nachsorge. Zudem kann man alles darin geordnet aufbewahren und findet es sofort wieder, wenn es gebraucht wird. Herzlichen Dank an dieser Stelle allen, die daran beteiligt sind.

So, heute sind vier Wochen geschafft. Ich habe keine körperlichen Beschwerden. Die Haut der bestrahlten Flächen ist leicht dunkler geworden. Kein Brennen oder Jucken. Die Ränder der Pflaster haben sich zum Teil gelöst. Aber sie halten noch gut

Auf ins Wochenende!

## *Bestrahlung Tag 21*

Heute habe ich wieder mein Arztgespräch. Ich frage die Ärztin, ab wann ich Deo benutzen oder Achselhärchen rasieren darf. Sie riet mir, bis etwa zwei Wochen nach der Bestrahlung zu warten. Dann erzählte sie mir die Horrorgeschichte einer Frau, die sich kurz vor Ende der Bestrahlung über das Wochenende Deo gegönnt habe. Im Laufe der nächsten Tage hätten sich dermaßen schlimme offene Wunden in den Achselhöhlen entwickelt, so dass sie medizinisch hätte versorgt werden müssen. Also lieber weiter schwitzen, abtupfen, Wäsche waschen, Unterwäsche aufstocken!

Über eine Sache aus der Aufklärungsbroschüre möchte ich noch ein paar Takte schreiben. Dort wird darauf hingewiesen, dass es wichtig ist, über Erfahrung und Gefühle zu sprechen. Ich habe von Anfang an meine Familie, meine Freunde und meine Kollegen informiert und sie auf dem Laufenden gehalten. Weil sie auch immer wieder nachgefragt haben. Ich habe viel gesprochen und geschrieben. Und ich erhalte sehr viel Aufmunterung und Stütze von all diesen lieben Menschen. Es ist so schön, wenn meine Freunde im Real Life und im Netzwerk ebenso ihre scherzhaften Bemerkungen in Bezug auf den Krebs und der Therapie machen wie ich, und wir gemeinsam lachen können. So hatte ich gerade den "1. Bestrahlungstag" ins Facebook gesetzt, und schon kamen Kommentare wie:

„Ich sehe schon, ihr werdet daheim ganz schön Strom sparen so hell wie Du leuchten wirst. Die Elektronen sind übrigens die mit den roten Socken ... Protonen gehen barfuß ..."

„So viel positive Energie ... wie ein Warp-Antrieb! Weiter so!"

„Klingt, wie der Körperscanner am Flughafen Hamburg".

Darüber zu reden nimmt dem Ganzen den Schrecken. Es macht ihn alltäglich. Als neulich mein Vater zu meiner jüngsten Schwester gesagt hat: „Du scheinst zugenommen zu haben! Bist leicht runder geworden!", erwiderte sie: „Können wir nicht mal Themawechsel machen und von Hülys Krebs reden", war ich diejenige, die am lautesten gelacht hat.

Ich danke Gott für die Kraft und die Gelassenheit, die er mir gibt. Und für die herzlich von mir geliebten Menschen um mich.

## *Bestrahlung Tag 22*

Heute habe ich wieder einmal ausnahmsweise vormittags meinen Termin. Der Wartebereich ist gewöhnlich voll um diese Zeit. Die üblichen Krankengeschichten werden erzählt. Ich werde, wie fast immer, pünktlich aufgerufen. Als ich so auf dem Tisch liege und Elekta ihre Arbeit verrichtet, merke ich, dass ich die Arme sehr unnatürlich nach oben gelegt habe. Bewegen darf ich mich jetzt nicht. Die Schultern und Oberarme beginnen zu schmerzen. Durchhalten, denke ich, durchhalten! Als die Bestrahlung zu Ende ist, kann ich vor lauter Schmerzen die Arme nur langsam in ihre natürliche Position bringen. Natürlich hätte ich jederzeit um eine Unterbrechung bitten können. Ich werde schließlich von einer Ecke des Raumes videoüberwacht. Aber ich habe es heroisch durchhalten wollen. Super gemacht, Hüly, spätestens morgen hast du leckere Verspannungen in den Schulter-Arm-Bereichen!

Ich frage die MTA, ob der Boost mit dem gleichen Gerät gemacht wird. Sie bejaht und erklärt, dass ein zusätzlicher Aufsatz auf das Gerät käme. Zudem würde ich am Montag neu versmessen und mit anderen Farben gekennzeichnet werde. Oh jauchzet und frohlocket, es kommt Abwechslung in die Bude!

Auf dem Weg zum Taxi setzt plötzlich ein sehr intensives, unangenehmes Brennen in beiden Brüsten ein. O je, denke ich, jetzt beginnen die Nebenwirkungen. Dieses Mal bleibt im Taxi die Sitzheizung aus, die ich sonst einschalte, weil ich in den 15 Minuten auf dem Tisch leicht durchgefroren bin. Zu meiner Überraschung ist das Brennen nach ca. zehn Minuten später nicht nur abgeflaut, sondern ganz verschwunden. Und es kommt im Lauf des Tages nicht mehr zurück.

Zu Hause inspiziere ich die bestrahlten Flächen genauer bei Tageslicht. Die Haut ist deutlich dunkler als ihre Umgebung. Die Zentren der Brüste sind tief dunkel geworden. Unter beiden Achseln löst sich an einer Stelle etwa einen halben Zentimeter breit die obere Hautschicht ab. Ich habe keine Schmerzen und kein Brennen, auch sonst keine körperlichen Beschwerden. Ich bin gut konditioniert und habe einen guten Appetit.

Das einzige was mich begleitet, sind leichte Verspannungen im Schulter- und Nackenbereich. Das habe ich seit der OP. Und ich nehme an, durch die Lage auf dem Bestrahlungstisch bleiben sie mir auch treu. Ich muss versuchen mit Pilates-Übungen die Muskeln in diesen Bereichen zu stärken.

Morgen ist mein Termin zum Ausgleich zu heute erst um 21.15 Uhr. Wieder mal in Tübingen nachts um die Häuser ziehen.

## *Bestrahlung Tag 23*

Ich plane meinen Tagesablauf, habe ja meinen Termin sehr spät. Gute vier Maschinen sind zu waschen und aufzuhängen. Das kriege ich hin bis zum Abend. Gegen 9 Uhr werde ich von der Radioonkologie angerufen, ob ich bereits am frühen Nachmittag kommen kann. Natürlich kann ich. Spät nach Tübingen fahren macht nur Spaß, wenn es sich um eine Kneipentour handelt. Ich informiere das Taxiunternehmen. Und sie können umdisponieren. Auf die ist eben immer Verlass.

Ich werde vom Chef abgeholt. Die Fahrt vergeht wieder wie im Fluge. Ich komme zunächst nicht in den Wartebereich, weil die Zwischentüre sich nicht öffnen lässt. Auf Nachfrage erfahre ich von einer vorbeilaufenden Angestellten, dass gerade Notstrom getestet wird. Ich setzte mich in den äußeren Warteberich und hoffe, dass nach den Tests meine Elekta weiterhin funktionstüchtig bleibt. Ein paar Minuten später ist der Spuk vorbei und der normale Alltag wieder im Gange.

Im Bestrahlungsraum beobachte ich, wie zwischen den Strahlungen ein helles Licht an einer Wand aufleuchtet und sofort wieder erlischt, so als ob die Sicherung rausgehen würde. Elekta, du gibst jetzt aber deinen Geist nicht auf! Da die Bestrahlung nicht abgebrochen wird, scheint alles dennoch wie geplant zu laufen.

Heute bin ich besonders gespannt, ob ich nach der Bestrahlung erneut ein Brennen verspüre. Dem ist aber nicht so. Ich habe keine veränderten Empfindungen. Bin sehr froh drum. Noch zwei Tage beide Brüste. Und dann nur noch ein kleineres Areal an einer Brust. Ab Montag „die mit den roten Schuhen". Bald kommen die Pflaster weg. Ab und zu juckt mal die Haut unter ihnen. Aber eine Allergie habe ich nicht entwickelt. Die äußeren OP-Wunden sehen gut aus, sind schön verheilt und zeigen keine Reizungen. Natürlich fühlen sich die Stellen um die OP-Narben noch taub an. Ebenso ein bestimmtes Areal um die linke Achselhöhle und an der Innenseite des Oberarms.

Wie gestern bereits befürchtet sind die Beschwerden im Schulter-Arm-Bereich und Nacken stärker geworden. Ich behandle sie mit einer Sportsalbe und die Schmerzen lassen wohlig nach.

Ich bin heute guter Dinge. Die Bestrahlungszeit neigt sich dem Ende zu. Zu Beginn schien es eine Ewigkeit zu dauern. Doch jetzt, wo die Hälfte geschafft ist, vergehen die Tage umso schneller.

Mein Termin morgen ist um 20.30 Uhr. Morgen soll sehr schönes Wetter werden. Dann kommt mir diese Zeit sehr gelegen.

## *Bestrahlung Tag 24*

Wie erwähnt ist mein Termin heute spät abends. Das Wetter ist super und ich wäre dankbar, wenn kein Anruf kommt, ob ich früher kommen könnte.

Überhaupt ist dieser Winter sehr mild. Ich hatte schon befürchtet, bei Schneegestöber und dunklen, tiefliegenden Wolken die Fahrten nach Tübingen unternehmen zu müssen. Das wirkt sich ja unter den gegebenen Umständen nicht gerade positiv auf die Psyche aus. Aber mein Schöpfer wollte es anders. Dass ich zumeist bei strahlendem Sonnenschein zur Bestrahlung fuhr, nehme ich Ihm persönlich. Das hat Er nur für mich gemacht. Und unendlich vieles mehr. Mir wurden stets helfende und umsorgende Menschen zur Verfügung gestellt.

Zum Beispiel hatte ich Sorge, in einer mir fremden Klinik operiert werden zu müssen. Unser Haus, in dem ich arbeite und volles Vertrauen zu unseren Mitarbeitern habe, ist auf Darmkrebs spezialisiert. Da kam mir Ela zu Hilfe. Sie arbeitet auf der Chirurgischen Intensiv in Tübingen, ist im Team der Mega Code Trainer und fährt im Rettungsdienst in Freudenstadt. Wie ich im Verlauf meiner Kontakte in verschiedenen Bereichen der Uniklinik bemerkte, ist sie ziemlich bekannt. („Wie ein bunter Hund", meinte Jo.) Sie fragte nur, wann ist Deine OP und kurz darauf teilte sie mir mit, dass der für mich zuständige Anästhesist bereit wäre. Auch wenn ich ihn nicht kannte, schien er mir durch die Tatsache, dass meine Freundin mich in seine Obhut gab, kompetent und sympathisch. Ebenso begegnete ich während meiner stationären Phasen einigen anderen Mitarbeitern, die mich mit: „Hallo, Sie sind die Freundin von Manuela?!" begrüßten. Somit habe ich mich ein Stück mehr gut aufgehoben gefühlt.

Auch der Rest des OP-Teams hat mich fürsorglich in Empfang genommen. Bekannte Gesichter sah ich dann ein paar Wochen später wieder, als bei mir noch was nachresektioniert werden musste. Ich schätze, dass der OP-Pfleger mich noch eine Weile im Gedächtnis behalten wird. Denn als ich noch so allein im Vorbereitungsraum lag, habe ich die Löcher an dem Element der Deckenverkleidung gezählt, damit ich meine Gedanken nicht mit der bevorstehenden OP belaste. Es sind hochgerechnet 5000 pro Deckenelement. Dies teilte ich dem OP-Pfleger mit und wollte wissen, ob die Zahl hinkommt. Denn ich war mir sicher, dass viele Patienten das gemacht und ihr Ergebnis mitgeteilt haben. Nein, das war wohl eine falsche Annahme. Der Pfleger war so überrascht, dass ich ihn mindestens noch zwei Mal hörte, wie er anderen mitteilte, dass ich doch tatsächlich die Löcher in der Decke gezählt habe. Dann schlief ich ein.

Ich war stationär genauso gut aufgehoben wie auch zuvor in der Gynäkologischen Ambulanz. An dieser Stelle herzliche Grüße an die Arzthelferin, die mich in den Arm genommen hat!

Und jetzt in der Radioonkologie begegne ich ebenfalls freundlichen und aufgeschlossenen Menschen. Mit einer Ausnahme, die mir das Herz schwer machte. Das erzähle ich morgen.

Die Bestrahlung verläuft wieder ohne besondere Vorkommnisse. Elekta ist eifrig bei ihrer Arbeit. Und SWR4 tönt beschwingt wie eh und je.

*Bestrahlung Tag 25*

Ich sitze auf dem Balkon bei Windstärke Sieben und strahlendem Sonnenschein mit dem Oberkörper im Schatten. Angora-Pulli, Strickjacke, Schal, die Beine in der Sonne ausgestreckt. Füße nackig. Eigenartiges Bild. Aber ich darf ja mit dem Brustbereich nicht in die Sonne. Ich will auch nicht. Inzwischen ist die bestrahlte Fläche dunkelbraun und ein wenig wärmer als die umgebende Fläche. An den Stellen, wo in der BILD die Balken sind, bin ich fast schwarz. Also verkohlt. Sieht, aus als müsste es sehr wehtun. Tut es aber nicht. Sie sind nur ziemlich empfindlich.

Heute ist der letzte Tag, an dem die gesamten Brustflächen bestrahlt werden. Ein paar Pflaster dürfen weg, weil am Montag neu vermessen und angezeichnet wird. Wenn man fest auf der Haut reibt, dann brennt es! Das habe ich herausgekriegt, als ich die Pflasterreste abrubbeln wollte. Dann bleiben sie eben dran. Die Haut unter einer Achsel hat sich inzwischen in der Größe einer Euro-Münze abgelöst. Es brennt leicht beim Schwitzen. Ich nehme mir vor, nicht mehr zu schwitzen.

Aber alles nur Pimperlitzchen. Ich freue mich, dass nächste Woche eine kleinere Fläche geboostet wird. Fühle mich glücklich. Vicky Leandros dagegen scheint unglücklich. Ich höre genauer auf den Text: „Ich hab die Liebe geseh‘n beim ersten Blick in Deine Augen. Auf einmal fing die Welt an, sich zu dreh‘n, wir schauten uns nur an, und das Glück begann. So ging ein langer Traum zu Ende, der Traum vom Glück zu zweit wurde Wirklichkeit.“

Ich kann es nicht fassen, der Inhalt erzählt von Glück und es hört sich an wie ein Trauerlied! Ich kann es nicht fassen, ich bin dabei eine Abhandlung über ein Schlager zu schreiben!! Meine Meinung ist, der Text sollte zum Rhythmus passen. Aber nach meiner neu gewonnenen Fachkenntnis ist dies der melancholische Lebensrhythmus von Frau Leandros. Neulich hörte ich, wie einer sang, er würde gerne einen Tango mit ihr tanzen. Und das zum Rhythmus von Cha-Cha-Cha! Hallo! Lern erst mal Gehen, du Depp!

Das erinnert mich an eine Begebenheit beim Friseur. Im Radio wird von Foster The People „Pumped Up Kicks“ gespielt. Meine Friseurin tänzelt und sagt, dass sie diesen Song sehr liebe, weil sie so schon beschwingend sei. Ich frage sie, ob sie mal auf den Text gehört hat. Sie verneint. Ich sage ihr, so weit ich es verstehe, handelt der Song von einem Kind, das mit einer Waffe Amok läuft. Sie ist entsetzt. Das passe ja gar nicht zur Musik!

Und noch was: Wenn man generell auf die Texte der englischen Songs achten würde, könnte man feststellen, dass Gildo Horn im Vergleich dazu manchmal sogar geistreicher singt.

Und wir schalten nun weg von SWR4 Tübingen und wünschen allen ein schönes Wochenende!

## *Bestrahlung Tag 26*

Heute wird Elekta neu programmiert. Ich soll nun acht Mal auf einer Seite geboostet werden. Es laufen so an die vier bis fünf Menschen in weißen Kitteln um mich herum. Da ich ruhig liegen muss und in meiner Position nur an die Decke schauen kann, erkenne ich die zwei Männer und drei Frauen nur schemenhaft. Das heißt, eine Frau erscheint direkt über meinem Gesicht und erklärt, was sie jetzt machen werden. Sie lächelt, klingt sehr fröhlich und ist mir auf Anhieb sympathisch, da sie mich an eine liebenswerte Person erinnert. Denke, das ist eine Radiologin. Der jüngere Mann ist noch in der Lehrphase, da die Ärztin ihm an mir aufzeigt, wo die Strahlen einschlagen sollen. Er fühlt dann zaghaft an meiner OP-Wunde, wie es sich als vorbildlicher Schüler gehört. Ich vermute, der andere Mann ist der Physiker, der zum Schluss sein Okay gibt. Wie gesagt: ich vermute. Als ich den Kopf später wieder heben kann, sind alle bis auf eine MTA verschwunden, wie die Kölner Heinzelmännchen bei Tag.

An den "Kopf" der Elekta ist nun ein etwa 50 Zentimeter langes quadratisches Gestell angebracht worden. Es wird so weit an mich herangefahren, bis der quadratische Rahmen auf meiner Brust aufliegt. Dann wird dieses Quadrat auf meiner Haut rot nachgezeichnet. Die mutmaßliche Radiologin sagt, das wäre wichtig für die Berechnung. Es werden noch andere, dieses Mal blaue Linien gezogen und mit durchsichtigen Pflastern konserviert. Das Gerät fährt mehrmals um mich herum und macht seine Bilder. Und es bestrahlt das neu berechnete Gebiet, wie ich es gewöhnt bin, von schräg unten und schräg oben. Als ich so denke, wir sind fertig, schickt Elekta von genau oberhalb auch noch eine Ladung Strahlen ab.
Oh, was ganz Neues!

Ich verlasse mit einem Glücksgefühl die Klinik. Nur noch ein kleines Areal! Nur noch sieben Mal!

Pardon, gestern wollte ich die versprochene Ausnahme aus der Ra-

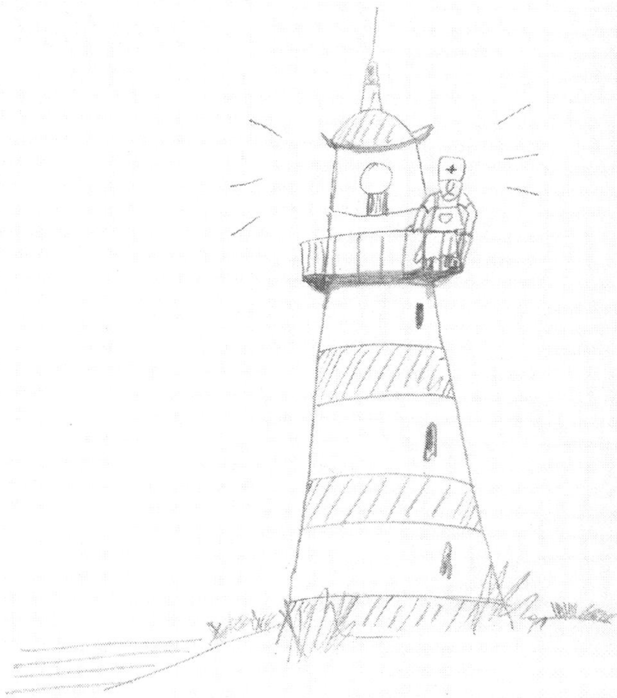

diologie erzählen, was mich sehr traurig gestimmt hat. Als ich im inneren Flurbereich saß, hat einige Meter weiter unten im Flur eine MTA einer älteren Dame etwas gesagt. Doch diese hat sie offensichtlich nicht richtig verstanden und hat sich dem Kommando der MTA nicht unterworfen. Daraufhin ist die MTA lautstark die Patientin angegangen, ihrer Aufforderung gefälligst richtig zu folgen. Die ältere Frau erschrak und sackte in sich zusammen. Das war der Moment, wo sich mir der Magen zusammenzog. Ich bereue, dass ich nicht aufgestanden und der Angestellten ein paar Takte über Menschenwürde gesagt habe. Diese Szene hat mich lange beschäftigt. Da die besagte MTA mich bisher nicht betreut hat, redete ich mir ein, dass sie vielleicht einen schlechten Tag gehabt habe. Ich sollte sie nicht sofort verurteilen und sie in die dafür vorgesehene Schublade stecken. Denn schließlich waren bisher alle freundlich gewesen. Aber ich sollte Recht behalten mit meiner Schublade. Ohne dass ich das Gespräch darauf brachte, hat mir meine Taxifahrerin von zwei Patientinnen erzählt. Diese hätten sich über eine MTA beschwert, die sich ihnen gegenüber ruppig und unfein verhalten würde. Die Beschreibung der Person, die sie meiner Fahrerin gaben, deckt sich mit der Angestellten, die ich beobachtet hatte.

Es ist immer wieder erstaunlich zu erkennen, wie sich Menschen gegenüber anderen Menschen verhalten, denen sie ihren Job verdanken. In Kliniken, Geschäften, Ämtern... Wenn Menschen ihnen lästig sind, frage ich mich, warum sie nicht einer anderen Beschäftigung nachgehen, bei der sie den für sie so unbequemen Wegelagerern nicht so oft begegnen müssen. Höhlenforscher zum Beispiel, oder Leuchtturmwärter oder Schafhirte oder Streckenwärter...
Da gibt es massig Auswahl!

## *Bestrahlung Tag 27*

Heute geht alles ganz schnell. Ich werde am frühen Nachmittag abgeholt und komme gute zehn Minuten vor meinem Termin an. Ich werde gleich reingerufen. Die Bestrahlung der einen Seite ist in fünf Minuten erledigt. Ich sitze im Taxi nach Hause. Nach genau zwei Stunden bin ich zu Hause. Rekord.

Ich inspiziere die bestrahlten Flächen: Die Oberhaut unter den Achseln schält sich weiter. Die neue Haut ist intakt und nicht gereizt. Da der Axillarbereich nicht mehr bestrahlt wird, mache ich mir keine Sorgen um den weiteren Verlauf. Die geschädigte Oberhaut wird sich komplett lösen. Dann ist gut. Schmerzen habe ich in diesen Bereichen keine. Aber stärkeres Schwitzen brennt ein wenig unangenehm. Die Brustwarzen sind von einer fast schwarzen Kruste überzogen. Sie erinnern mich ein wenig an meine dicken Schürfwunden an den Knien, die ich als Kind regelmäßig zur Schau trug. Wenn ich nicht in diesem Körper steckte, würde ich meinen, es müsse höllisch schmerzen. Tut es aber nicht. Ein paar Tage lang waren sie empfindlich, wenn die Kleidung gescheuert hat. Das war alles. Irgendwann werden wohl auch diese Krusten abfallen. Ich habe ein wenig an einer Ecke gezogen. Das ist sehr schmerzhaft! Na dann, warte ich eben.

Zum Ausgleich habe ich morgen meinen Termin am Abend. Das bedeutet Abendessen zuvor vorbeireiten, damit sich meine Küchengeräte nicht wieder wundern, was da kurz vor Mitternacht abgeht. Manchmal habe ich schon ein schlechtes Gewissen, wenn ich sie aus ihrer Nachtruhe hole. Womöglich haben sie sich schon mobilisiert und gründen eine Gewerkschaft. Unserem Toaster traue ich so ziemlich alles zu. Der ist eh immer schlecht drauf, weil wir ihn so selten benutzen.

## *Bestrahlung Tag 28*

Ich werde vom Chef abgeholt. Wie üblich gibt es nette Gespräche und die Fahrt verläuft kurzweilig. Noch bevor wir richtig ausgeredet haben, muss ich aussteigen.

Heute treffe ich im Wartebereich auf eine Leidensgenossin, die stolz: „Nur noch!" ausruft und High Five in die Luft schwenkt. Während unserer Unterhaltung stellt sich überraschenderweise heraus, dass sie nach der Bestrahlung genau dasselbe vor hat wie ich: Zum Friseur gehen und ausgiebig Shoppen! Das scheint auch eine Folgewirkung der Bestrahlung zu sein, die so nicht im Aufklärungsbogen steht. Demnach ist Shoppen eine Krankheit und sollte von der Krankenkasse übernommen werden. Den Eigenanteil von zehn Prozent würde ich sehr gerne übernehmen.

Danach will meine Gesprächspartnerin noch vier Monate abwarten und dann ins Ausland, Urlaub machen. Denn so lange wäre nach der Bestrahlung die Möglichkeit gegeben, an einer Lungenentzündung zu erkranken. Ich kann mich nicht erinnern, dass mir was von vier Monaten gesagt wurde. Und überhaupt, ich hatte meine Lungenentzündung bereits einige Monate vor dem Krebs. Das muss auch gelten! Am Rande erwähnt: Die lange Zeit während der Lungenentzündung empfand ich im Nachhinein gesehen als die schlimmere Krankheitserfahrung im Vergleich zum Krebs. Damals kam ich sowohl körperlich wie psychisch an meine Grenzen. Während der Eingriffe zur Krebsdiagnostik, der Vorbereitung mit den Drähten unmittelbar vor der OP und auch postoperativ hatte ich kaum Schmerzen oder nur ganz leichte, die gut auszuhalten waren. Natürlich war ich einer starken psychischen Belastung ausgesetzt, bis die endgültige Diagnose und die anvisierte Therapie festgelegt wurden. Und dennoch ist in meiner Erinnerung mein seelischer Zustand während der Pneumonie im Keller eines Kellers gewesen. Das steht übrigens auch in der Aufklärungsbroschüre, dass es noch viel gemeinere Krankheiten als den Krebs gibt. Aber auch, dass das Wort „Krebs" in den Köpfen schneller Horror auslöst.

Während der Bestrahlungen von beiden Brüsten habe ich ziemlich gefroren. Ich lag so 10 bis 15 Minuten mit dem nackten Oberkörper in dem nicht besonders eingeheizten Raum. Da kann man sich leicht mal eine Erkältung holen. Ist doch verständlich, dass mir die Angst vor einer erneuten Lungengeschichte im Nacken saß. (Vielleicht deshalb die Nackenbeschwerden?) Nach der Bestrahlung habe ich mich immer gut eingepackt und im Taxi wurde die Sitzheizung auf Hochtouren gebracht. Ich hoffe, dass sich die Haut meines Allerwertesten nicht auch schält. Jetzt, wo nur eine Seite bestrahlt wird, bin ich kaum ausgekühlt. Jedenfalls brauche ich anschließend keine Wärmebehandlung mehr.

Für morgen erhalte ich ebenfalls einen frühen Nachmittagstermin, weil wir abends was vorhaben. Ich habe bisher nur zwei Mal einen Terminwunsch geäußert. Das war kein Problem. Ich bin der Meinung, dass man die Termine so nehmen sollte, wie sie gegeben werden, wenn man selbst flexibel ist. Es gibt genug Patienten, die aus verschiedensten Gründen an bestimmte Termine gebunden sind und bei denen andere Zeiten ihren Alltag erschweren oder komplizierter machen könnten.

Für mich gilt jetzt: Nur noch fünf Mal.
High Five!

## *Bestrahlung Tag 29*

Eine Stunde vor meiner Abholung nach Tübingen klingelt es an der Tür. Ein junger Mann von den Wasserwerken ist da. Er hat einen Termin mit meinem Mann, weil die Wasseruhr im Nachbarhaus meiner lieben Schwiegereltern, die jetzt im Himmel wohnen, abgestellt werden soll. Wer nicht da ist, ist mein Mann. Er hat sich vor ein paar Minuten verabschiedet. Ich gehe durch eine Zwischentür in das Nachbargebäude und öffne dem Handwerker die Eingangstür. Wir sind kurz im Keller und gehen nochmal auf die Straße, um nach der Zuleitung zu sehen. Das Nachbargebäude wünscht uns dabei viel Spaß und knallt die Haustüre zu. So. Jetzt stehe ich da ohne Schlüssel, in Jogginghose und Hausschuhen. Wir können nun weder in das eine Haus noch in das andere. Und der Handwerker steht da ohne Werkzeug. Ich lächle ihn an. Jetzt muss ich viel Charme zeigen. Er ist ein sehr sympathischer Mensch und lächelt zurück. „Würde es ihnen was ausmachen mit mir durch den Ort zu fahren? Vielleicht finden wir meinen Mann“, frage ich ihn. „Geht klar“, antwortet er, und wir starten eine Dorfrunde. Unterwegs zeigt er mir einen Neubau, wo er demnächst auch hin muss. Ich bemerke fröhlich: „Hätte ich im Leben nicht gedacht, dass ich heute noch mit den Wasserwerken eine Ausfahrt machen würde!“ Er grinst nur. Ich sehe mich in Gedanken, wie ich nachher in Hausschuhen mit dem Taxi in die Strahlenklinik fahre. Na und, dann sieht es eben aus als wäre ich in Tübingen stationär. Aber, wir finden meinen Mann, der sich vielmals entschuldigt. Den jungen Mann lade ich zum Kaffee ein, den er bedauernd ablehnt, weil er Folgetermine habe. (Vielleicht will er auch von der gschuckten Frau bald wegkommen.) Ich verabschiede mich von ihm mit einem Trinkgeld, das er sich wirklich verdient hat. In meiner Vorstellung gibt es jetzt nur noch nette Menschen bei den Wasserwerken. Dann kommt auch mein Ziehsohn von der Firma angefahren, den ich vorsorglich telefonisch gebeten hatte, mit dem Ersatzschlüssel zu kommen. Organisieren kann ich. Er sieht, dass sich das Problem erledigt hat und ist gar nicht sauer, dass er heute früher Feierabend machen musste. Ich genieße noch eine Weile mit dem kleinen Teil meiner Familie Kaffee und Kuchen.

Frisch gewaschen und abgetupft geht es nach Tübingen. Da nur noch ein Bereich bestrahlt wird, bin ich ruckzuck fertig und bald wieder Zuhause. Ich habe weiterhin keine Schmerzen. Und dieses hässliche Brennen, wie vor ein paar Tagen, habe ich seither nicht mehr erlebt. Körperlich fühle ich ebenso keine Schwäche. Ich habe von einigen gehört, dass sie sich nach der Bestrahlung erst mal hinlegen müssen oder schlafen, weil es sie so müde mache. Ich kann in der Hinsicht keine Veränderung an mir feststellen.

Nur noch vier Mal!

## *Bestrahlung Tag 30*

Diese Woche ist auch bald geschafft. Die obersten Hautareale unter den Achseln schälen sich weiter. Die neue Haut darunter ist intakt. Von einer Stelle meiner verkohlten Haut ist etwa ein halber Zentimeter Kruste abgefallen. Auch hier ist die Haut darunter intakt und in krassem Unterschied zum Schwarz hellrosa. Ich habe weiterhin keine Schmerzen, außer ab und an das Ziepen in den OP-Bereichen. Und meine Verspannungen im Schulter-Nacken-Bereich, die nicht schwächer werden. Aber auch nicht stärker. Ab und an muss ich eine schmerzstillende Salbe benutzen.

Im Wartebereich ist nur ein Patient, der in seine Zeitschrift versunken ist. Da im Radiologie-Bereich an Internet nicht zu denken ist, packe ich mein Smartphone erst gar nicht aus. Auf einem Tisch liegen viele bunte Zeitschriften. Ich sehe sie durch und nehme mir die seriöseste heraus. Dann sehen wir mal, was es Neues in der

Welt gibt. Ich entdecke beim Durchblättern einen interessanten Artikel: „Neue Lichttherapie hellt die Stimmung auf –Lassen Sie sich von trüben dunklen Tagen nicht unterkriegen. Bringen Sie selbst etwas mehr Sonne in ihr Leben“. In dem Artikel geht es nicht um die statischen Speziallampen, von denen man sich bescheinen lassen kann. Es geht hier um ein mobiles Gerät, das man mit sich herumtragen kann. Sieht aus wie ein MP3-Player. Man schickt sich das Licht durch die Ohren ins Gehirn. Aha! Der Sache gehe ich zu Hause nach. Das vorgestellte Modell wird in Finnland produziert. Das Gerätchen kostet 200 Euro. Im Jahre 2012 hat die Firma den HuuHaa-Award bekommen. Einen Preis für die Vermarktung eines Gerätes ohne Wirkung. Alle veröffentlichten Gutachten stammen von der Firma selbst. Es gibt wohl keine Veröffentlichung einer unabhängigen, seriösen Institution. Auf earlightswindle.com kann man sich ein Bild über die Vermarktungsstrategie der Firma machen. Ich bin jetzt sehr skeptisch. Um es mal selbst auszuprobieren, ist das Gerät viel zu teuer. Aber: Glaube versetzt Berge. Wer es benutzt und darauf schwört, soll weiterhin seine Freude daran haben. Vielleicht starte ich mal einen Selbstversuch mit einer billigen LED-Weihnachtslichterkette vom ALDI. Ein LED-Lichtchen in jedes Ohr, und vielleicht in die beiden Nasenöffnungen, damit es doppelt so gut wirkt. Wenn die Kette lang genug ist, kann die ganze Familie am Heiligabend gemütlich beieinander sitzen, während das Gehirn stimuliert wird, und frohen Hoffens auf die Bescherung warten.

Es wäre eine feine Sache, wenn das Ohrlicht-Prinzip wirklich funktionieren würde. Man könnte die Patienten während der Bestrahlung daran anschließen und sie würden gut gelaunt den Tisch verlassen. Aber in meinem Fall würde meine Laune auch steigen, wenn wenigstens statt SWR4 SWR1 laufen würde. Wirklich! Das wäre eine Gnade!

Und nun, ab ins Wochenende!

## *Bestrahlung Tag 31*

Ich habe einen Schlager ersonnen. Für Elekta. Falls irgendwer auf die Idee kommt, ich hätte jetzt einen Dachschaden, der soll erst 30 Mal in die Bestrahlung gehen, gemeinsam mit Tony Marschall, Hanne Haller, Roberto Blanco, Andy Borg, Howard Carpendale, Stefanie Hertel …

*Für Elekta*

*Täglich durch Stau und Turbulenzen.*

*Chor: Sumi - sumi. Sumi - sumi.*

*Die Sehnsucht kennt keine Grenzen.*

*Chor: Sumi - sumi. Sumi - sumi.*

*Dein Dröhnen und dein Brummen,*

*Lässt mich mit dir summen.*

*Refrain:*

*Mein Handtuch und ich, sumi - sumi ,*

*in deinen Armen.*

*Eifrig durchdringst du mich, sumi – sumi.*

*Hast kein Erbarmen.*

*Mein Handtuch und ich, sumi - sumi,*

*in deinen Armen.*

*Drehst deine Runden.*

*Ortsgebunden.*

*Unsere Tage sind nun gezählt.*

*Chor: Sumi - sumi. Sumi - sumi.*

*Bald hast du andere erwählt.*

*Chor: Sumi - sumi. Sumi - sumi.*

*Denk nicht an mich zurück,*

*sonst wirst du noch verrückt.*

*Refrain: Mein Handtuch…*

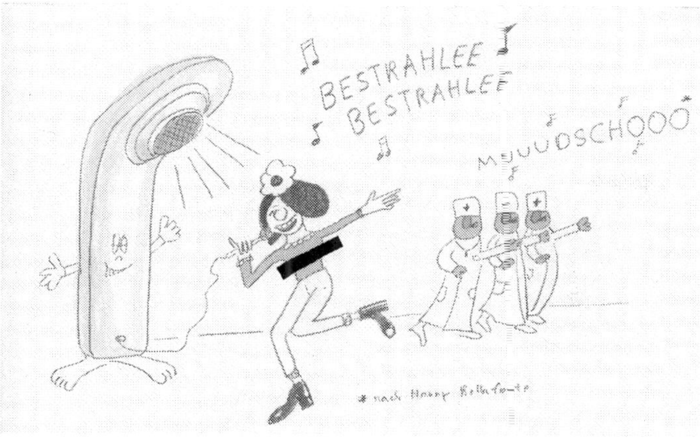


Da ich ein großer Science-Fiction-Fan bin, ist es für mich nichts Besonderes, mit Geräten zu kommunizieren. Nur wenn ich eine kompetente Meinung brauche, spreche ich mit mir selbst. Haha!

Ja, ich bin sehr gut gelaunt. Die Bestrahlungen neigen sich dem Ende zu und ich habe, außer den paar Verbrennungen und den Schulter-Nacken-Beschwerden keine Nebenwirkungen bemerkt. Ich hoffe, dass es so bleibt.

## *Bestrahlung Tag 32*

Heute holt mich einer der Angestellten ab. Ich muss sagen, es ist immer angenehm mit den Fahrern der Taxi-Firma. Ausnahmslos alle sind freundlich und hilfsbereit. Auch die Gespräche und Gesprächsinhalte sind stets angenehm. Ich bin sehr dankbar, dass ich so nette Fahrer habe.

Der Wartebereich ist heute ziemlich voll. Die Stimmung ist insgesamt sehr locker. Es wird kreuz und quer geredet. Irgendwann bemerkt eine Patientin, dass sie die Fensterputzer vermisse. Da ich sie fragend anschaue, enträtselt sie: In der Warteecke steht ein gesponsertes riesiges Aquarium mit einigen verschiedenen Fischarten. Offenbar waren da auch mal Fische darin, die „Fensterputzer" heißen. Zu Hause recherchiere ich, dass der Fensterputzer im Fachjargon Antennenwels genannt wird. Er sei ausschließlich in schnellen, klaren Gewässern des Amazonas in Südamerika zu finden. Vielleicht gibt es sie nicht mehr in dem Aquarium, weil ihnen das Wasser zu langsam war?

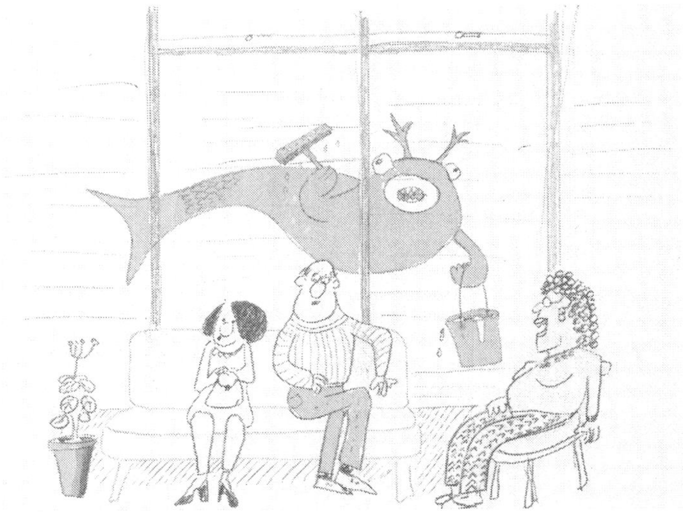

Ich lasse mich weiter aufklären, dass diese Fische mit ihrem Saugmaul entlang der Scheibe die Algen „wegputzen“ und die Scheiben immer schön sauber halten würden. Ich entgegne ihr: „Wäre zu schön, wenn es auch ein Tier gebe, das sich zu Hause an die Scheibe saugen und sich durcharbeiten könnte.“ Der männliche Begleiter einer Patientin meint, im Prinzip könne man die Fische auch an den Fenstern einsetzen. Man müsse halt nur das Haus fluten! Alle lachen. Dann fällt mir ein, dass ich vor kurzem meinem Mann, der oft, also meistens, eigentlich immer, bei uns die Fenster putzt, einen „Made im Schwobaländle“-motorbetriebenen Fenstersauger geschenkt habe. Auf Anraten einer Freundin, die mit dem Teil sooo glücklich ist. Jetzt ist mein Schatz auch sooo glücklich! Ich erzähle also von diesem wundersamen Fenstersauger und erläutere seine Vorzüge. Einfach, unkompliziert, schnell, von Erfolg gekrönt. Man kann sogar bei minimalen Lichtverhältnissen die Scheiben putzen. Und keine Schmierstreifen anschließend!

Am gespanntesten hört mir der einzige Mann im Warteraum zu. Ich kann förmlich seine Gedanken lesen: Das Gerät muss ich haben!

Bald verlasse ich die heitere Runde. Die Bestrahlung erfolgt reibungslos. Ich fahre gut gelaunt nach Hause.

Inzwischen kann ich mich nicht ohne Schal als Sonnenschutz um mein Dekolletee in der Sonne aufhalten. Die Wärme fühlt sich unangenehm auf der Haut und in der Tiefe an. Vereinzelt sind noch ein paar kleine verkrustete Areale abgefallen. Die Hälfte der Hautflächen in den Achseln und ein kleiner Teil Richtung Brüste hat sich inzwischen abgeschält. Die neue Haut ist überall intakt. Wie bereits in den ersten Tagen beschlossen, habe ich keinerlei Lotion oder Cremes benutzt.

Jetzt erst wird mir bewusst, ich hätte eine Doppelstudie machen können. Eine Brust cremen, eine nicht. Und dann vergleichen. Zu spät! Ab morgen, wenn die restlichen Pflaster wegkommen, werde ich mich mit hundertprozentigem Aloe-Gel verwöhnen, das mir meine Schwester geschenkt hat. Und was von der lieben Schwester kommt, kann nur guttun.

Ein Wort noch zu den Welsen. Als ich mich ein wenig belesen habe, bin ich auf sehr empörte Fischliebhaber gestoßen. Diese haben kritisiert, dass diese Tiere sogar von Zoohändlern als „Putzfische" degradiert würden. Welse würden zwar gerne bestimmte Algenarten fressen, aber viele seien eher Nahrungsspezialisten. Man brauche sich nicht wundern, dass trotz vieler Algen im Aquarium die Welse stürben, schlicht und einfach, weil sie verhungern würden. Wenn das so stimmt, sollten sich Fischliebhaber noch genauer informieren. Überhaupt jeder, der sich ein Tier anschaffen will, sollte sich überlegen, ob er, gerade weil er es liebt, es in seiner natürlichen Freiheit belassen sollte.

## *Bestrahlung Tag 33*

Heute ist der letzte Tag der Bestrahlung. So richtig realisieren kann ich es noch nicht. Das kommt wahrscheinlich erst morgen oder übermorgen, wenn ich den Tag kommen lassen kann, wie er mag. Mein Fahrer ist derselbe wie gestern. Er macht mir das Kompliment, dass er sich sehr wohl in meiner Gesellschaft gefühlt habe. Dasselbe kann ich ihm auch bestätigen. Ich überreiche ihm eine Geschenktüte mit ein paar lieben Zeilen an alle meine Fahrer und einigen Kleinigkeiten. Irgendwie kommt Wehmut in mir auf. Sie werden mir alle ein bisschen fehlen. Aber sicher nicht der Grund ihres Einsatzes.

Auch von den mir vertrauten MTA verabschiede ich mich gedanklich, indem ich ein großes Gruppenfoto betrachte, das im Wartebereich angebracht ist. Meiner heute zuständigen MTA drücke ich eine Tüte voller Süßigkeiten in die Hand und bedanke mich für die freundliche Führung durch die letzten Wochen.

Bei meinem Abschlussgespräch betrachtet die Ärztin die gehäuteten Stellen und fragt, ob ich in der „Hautpflegesprechstunde“ bin. Die ist eigens eingerichtet für Patienten, die Probleme durch die Bestrahlung haben. Ich sage ihr, dass ich keine Veranlassung gehabt habe, mich dort vorzustellen. Ich gebe ihr zu verstehen, dass alles soweit gut ist, die neue Haut intakt und ich keine Beschwerden habe. Sie zeigt sich dann auch zufrieden.

Nun laufe ich das letzte Mal aus der Tür der Innenbereiche und an der eingerahmten Auszeichnung der Radioonkologie von „Focus“ vorbei. Da muss ich immer an „Fakten, Fakten, Fakten!“ denken. Die Investition in diese Werbung hat sich für die Zeitschrift sicher sehr gelohnt. Es laufen hunderttausende Menschen durch die Welt, in deren Hirn sich das eingebrannt hat.

Auf der Heimfahrt verabschiede ich mich gedanklich auch von SWR4. Er wird mir nicht fehlen. Ich wünsche ihm vom ganzen Herzen alles Gute für seine weitere Zukunft.

So.

Eine weitere Lebensphase ist geschafft. Vertrauensvoll schaue ich auf die Zukunft. Ich bin gespannt auf alles, was unser Schöpfer noch so für mich vorgesehen hat. Das Leben ist schön.

## *Eine kleine Nachgeschichte*

Ungefähr zwei Wochen nach der Bestrahlung traf ich meinen Betriebsarzt bei einer Veranstaltung. Wir kamen ins Gespräch, und ich erzählte ihm, dass ich mich topfit fühle und nach der Anschlussheilbehandlung sogleich zur Arbeit kommen werde. Soviel zu meinem Plan. Doch es geschah etwas, worauf ich nicht vorbereitet war: Ich fühlte mich eines Morgens sehr müde und das gleich nach dem Aufstehen. Ich war nicht in der Lage irgendetwas im Haushalt zu machen, geschweige denn Sport, den ich bisher fast täglich betrieb, auch während der Bestrahlung. Dieser Zustand blieb am nächsten Tag und auch am übernächsten. Mir dämmerte langsam, dass ich wohl diesen Erschöpfungszustand hatte, der durch die Krebsbehandlung ausgelöst werden kann. Deshalb habe ich mich auf der Internetseite der Deutschen Krebsgesellschaft etwas genauer darüber informiert:

„Schätzungen zufolge leiden etwa 70 bis 80 Prozent aller Krebspatienten zumindest zeitweise unter einer besonders quälenden und anhaltenden Form von Mattigkeit. Sie wird empfunden als eine völlige körperliche und geistig-seelische Erschöpfung und wird in der Fachsprache „Fatigue“ genannt. Fatigue ist eine der häufigsten Begleiterscheinungen der Krebserkrankung und -behandlung und wird zugleich von Außenstehenden am meisten unterschätzt.

Wie äußert sich Fatigue?

Patienten, die von Fatigue betroffen sind, leiden unter einer oft bleiernen Müdigkeit und Erschöpfung. Sie ist weder durch eine vorausgegangene, besondere Anstrengung erklärbar, noch lässt sie sich durch ausreichende Schlaf- und Ruhezeiten verbessern. Die Betroffenen fühlen sich tage-, wochen- oder sogar monatelang den ganzen Tag über matt und antriebslos und können sich kaum konzentrieren.

Es kommt zu körperlichen, emotionalen und geistigen Erschöpfungszuständen, die kombiniert, aber auch isoliert auftreten können. Bereits ganz normale Alltagstätigkeiten wie Essen, Aufräumen, Treppen-steigen oder Einkaufen rauben den Patienten alle Energien. Die seelischen Auswirkungen sind meist gravierend. Ein lang anhaltender Erschöpfungszustand kann dazu führen, dass die Betroffenen ihren Aufgaben nicht mehr gewachsen sind, sich zunehmend aus dem sozialen Leben zurückziehen und mehr und mehr an Selbstvertrauen verlieren.“

Weil ich nicht mit einer so zeitversetzen Nachwirkung gerechnet hatte, traf es mich schwer. Ich muss gestehen, das hat mir kurz den Boden unter den Füßen weggezogen. Ich machte mir Gedanken, wie lange dieser beschriebene Zustand wohl bei mir andauern würde. Die Rehabilitation stand vor der Tür und ich hatte kaum Kraft, die Vorbereitungen dafür zu treffen. Das Kofferpacken erschien mir, als müsste ich alleine eine Pyramide bauen. Hätte mein Partner nicht Vorkehrungen getroffen, mich mindestens zwei Wochen zu begleiten, wäre ich nahe dran gewesen, die Reha abzusagen. Ich konnte mir absolut nicht vorstellen, dort jedwegliche Aktivität absolvieren zu können. Schon die zweistündige Anfahrt dorthin als Beifahrer erschien mir überaus anstrengend.

In den ersten drei Tagen in der Klinik in Bad Waldsee befand ich mich zwischen den Anwendungen meist in der Horizontalen auf unserem Zimmer, weil ich dauererschöpft war. Das hat mich auch psychisch runtergezogen. Dann ab dem vierten Tag habe ich mich nicht mehr ständig hinlegen müssen. In der zweiten Woche ging es körperlich leicht aufwärts. Seelisch fühlte ich mich bereits viel besser. Ich habe ein paar tolle Frauen kennengelernt. Wir haben sporadisch die Zeiten zwischen den Therapiemaßnahmen und die Abende miteinander verbracht. Die Stimmung bei uns war meist ausgelassen und wir haben viel gelacht. Mein Mann war der Hahn im Korb und wurde an seinem Geburtstag mit Schokoladenbergen von ihnen verwöhnt.

In der letzten Woche dann, wir saßen auf der Terrasse eines Cafes am Stadtsee, habe ich nach einer Bemerkung von Barbara das erste Mal nach meiner Krebsdiagnose so herzlich lachen müssen, dass mir die Tränen die Wangen hinabrollten und ich so Bauchschmerzen bekam, dass ich aufstehen musste.

Ich begriff in diesem Moment: Ich bin wieder hergestellt!!

Zu unserer Clique von 13 Personen gehörte auch Helga, die nicht krebskrank war. Sie erzählte uns, dass sie ihrer Freundin am Telefon gesagt hätte, dass sich in der Einrichtung sehr viele Krebspatienten befinden würden. Die Freundin habe sie bedauert, weil sie mit so schweren Schicksalen konfrontiert werden würde. Helga habe ihr dann verklickert: „Du, ich fühle mich bei denen super wohl, da wird mehr gelacht als bei den anderen!“ (Natürlich muss man bedenken, dass die „anderen“ u.a. orthopädisch Kranke waren, die noch mit starken Schmerzen zu kämpfen hatten. Da kann einem das Lachen schon schwer fallen.)

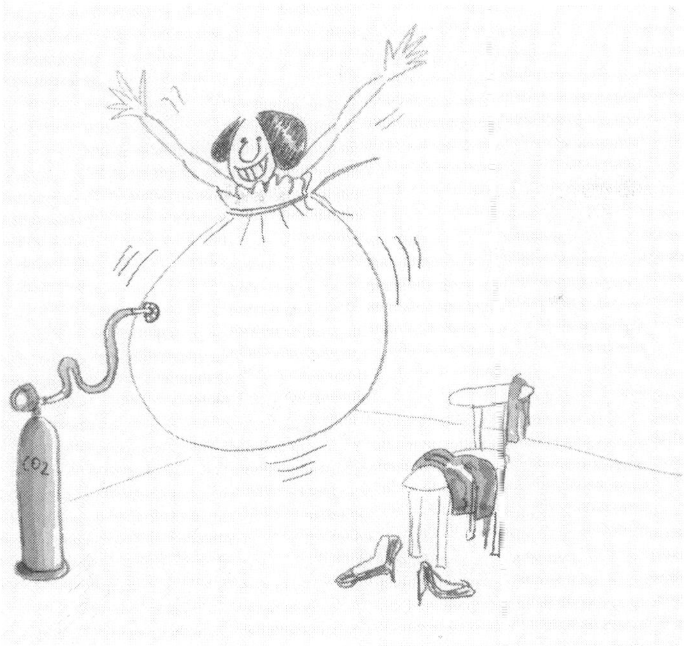


Vor der Rehabilitation hatte ich mich gefragt, welche Anwendungen wohl die Klinik für Krebskranke anbieten mag. Aber ich kannte niemanden, den ich fragen konnte und im Internet war ich auch nicht ausreichend fündig geworden. So sollte ich mich eben überraschen lassen.

Und die erste Überraschung war bereits die allererste Anwendung: Das CO2-Trockenbad. In einer Kabine erhielt ich eine mannshohe weiße Mülltüte. In die musste ich reinschlüpfen, mich auf eine Liege legen, und oberhalb der Brust wurde ich mit einem Gürtel zugeschnürt. Dann füllte die Therapeutin durch einen Schlauch vom Brustbereich her den Sack mit Kohlendioxid, bis er sich aufgebläht hat wie ein Ballon. So lag ich die nächsten 20 Minuten ruhig da und dachte darüber nach, wie lächerlich ich aussah. Aber die nächsten Male genoss ich die Ruhe und den Heugeruch in der Abteilung. Einige durften nämlich mit ihrem Plastiksack auf einen warmen Heusack liegen. Wegen meiner Lymphknotenentfernung war mir das verwehrt. Auf Nachfrage, wozu die Vergasung eigentlich gut sein soll, erklärte mir die Mitarbeiterin, es würde die OP-Narben weich machen. Einige Tage später saßen wir bei einem Vortrag eines Oberarztes und wurden darüber aufgeklärt, dass das Kohlendioxid-Gas über die Haut in den Körper eindringe und die Durchblutung fördere. Dadurch würden die Wunden schneller heilen. Im Internet las ich ergänzend, dass das Immunsystem gestärkt werde, der Blutdruck sich leicht normalisiere, die Haut sich straffe, die Stresshormone sich senken und die Sexualhormone gesteigert werden. Vom letzteren habe ich nicht unbedingt was gemerkt. Jedenfalls hatte ich keine nymphomanischen Attacken. Aber ganz sicher fühlte ich mich etwa eine Viertelstunde nach dieser Behandlung körperlich leicht. Es hielt leider nur eine halbe Stunde an.

Meine Ärztin ist mit mir beim Erstgespräch eine Liste durchgegangen, was mir gut tun würde und was ich gerne machen wolle. Danach hat sich dann mein Stundenplan der nächsten Wochen ausgerichtet. Unter anderem wollte ich kreativ sein. Ich hatte von einer Patientin gehört, dass sie ein Jahr zuvor Körbe geflochten habe. Körbe flechten und Klöppeln fehlte mir nämlich noch in meinem Lebenslauf. Als unsere kleine Gruppe in den Arbeitsraum geholt wurde, sah ich weder Körbe noch Weiden. Ich sah erst mal nur gefärbte Tücher. Hatte ich das schon erwähnt? Ich hasse Tücher färben! Der erste Gedanke war: „Hüly, da kannste dich gleich mal mit deinem ungefärbten Tuch aufhängen!" Doch das Schicksal hat sich gewendet, als der Ergotherapeut erklärte, man könne sich aus den Angeboten Tücherfärben, Malen und Specksteinbearbeiten das für sich passende aussuchen. Ich entschied mich für die Steine. In einer Ecke lagen grau-weiße Brocken in verschiedenen Größen, gleich daneben die bearbeiteten Specksteine. Diese leuchteten in den verschiedensten Farben. Der Therapeut schwärmte uns vor, dass es immer eine tolle Überraschung gebe, wenn man den Speckstein ganz fein schleife und mit Fett einreibe. Die Marmorierungen an den fertigen Teilen waren wirklich sehr schön. Ich habe mir also einen Rohling ausgesucht und feilte etwa zwei Stunden den Stein in die von mir gewünschte Form. Dann begann ich mit verschieden starken Schleifpapieren den Stein abzuschleifen, in der Erwartung, es wird so weich wie Kinderpopo. Mein Stein wurde es nicht! Er blieb hartnäckig grob! Als ich die Oberfläche angefeuchtet hatte, war die tolle Überraschung, sie blieb hartnäckig weiß! Ich zeigte dem Therapeuten den Stein und erklärte ihm, dass ich der Meinung sei, dass dies kein Speckstein ist. Er besah ihn und meinte ganz salopp: „Ach, da hat sich was anderes dazwischen geschummelt." Ich glaube, ich war stinkig. Er meinte dann noch: „Das schmeißen wir dann weg." Ich gab ihm zur Antwort, dass ich stundenlang im Schweiße meines Angesichts diesen Stein bearbeitet habe, und dass dieser Stein den Weg mit zu mir nach Hause nehmen wird. Nach solcher

Mühe war es mir völlig egal, welcher Gattung er angehörte und dass er aussah wie ein wohlgeformter Gipsklumpen, der zufällig auf einer Baustelle entstanden ist!

Immerhin war es mir dennoch vergönnt, einen echten Speckstein in eine abstrakte Vase zu verwandeln. Das hat mein Seelenheil wieder hergestellt. Auch wenn man mich zwei Mal verarzten musste, weil ich mir jeweils mit der Feile die Oberhaut meiner Finger weggefeilt habe. Das verursachte übrigens auch Marmorierungen in Rot- und Blautönen.

Was mir besonders viel Spaß gemacht hat, waren die Pilates-Kurse. Die Physiotherapeutin ist eine hervorragende Lehrerin. Sie hat es verstanden, alle Teilnehmer unserer Gruppe zu begeistern. Wir waren mit Leib und Seele dabei. Die Kursleiterin meinte sogar einmal, dass sie unheimlich gerne mit unserer Gruppe arbeite, weil wir alle voll dabei seien. Sie bekäme Gänsehaut vor so viel Hingabe.

Aktive Anwendungen hatte ich noch einige andere wie Aqua-Biking, Bewegungsbad in der Gruppe, Walking und Mamma-Krankengymnastik. Das letztere ist übrigens keine Gymnastik für Mütter. Mamma steht in der medizinischen Sprache für Brust.

Die entspannenden Anwendungen waren die Atemtherapie und die Muskelentspannung nach Jakobsen. Doch als das allerwohligste aller Anwendungen empfand ich die Marnitz-Massagen von Rücken und Nacken. Ich war in diesen Bereichen sehr verspannt, als ich dort ankam. Die Massagen waren wirklich eine Wohltat.

Dann gab es da noch die Lehrküche. In einer kleinen Gruppe wurden wir über gesunde Öle, Mehlarten, Getreide und das eine oder andere exotische Gewürz belehrt. Anschließend kochten wir ein Mehrgänge-Menü, das wir genüsslich verzehrten. Ich sollte Walnussbrötchen backen, die wir danach zum Abendessen mitnehmen durften. Dabei sind auch ein Walnusszopf und Walnuss-Herzbrötchen entstanden für meinen Partner, der an diesem Tag Geburtstag hatte. Danke nochmals an dieser Stelle an Petra, die ihren Teiganteil für den Zopf gespendet und ihn geflochten hat.

Zu meiner Überraschung stand in meinem Plan zu all diesen schönen Aktivitäten auch die „Musiktherapie". Darüber hatte ich mit der Ärztin gar nicht gesprochen. Ich kann gar kein Instrument spielen. Und Notenlesen kann ich so gut, wie ein Erstklässler Goethes Faust zitieren kann. Als ich in den dafür vorgesehenen Saal kam, befanden sich bereits sechs andere Frauen im Raum. Ich war die Jüngste.

Beim Beschnuppern stellte sich heraus, dass keine der Damen Musikerfahrung hat. Und doch, unter der ausgebildeten Sopranistin und Musiktherapeutin, die uns mit dem Klavier begleitete, waren wir in der Lage, mit den uns zur Verfügung gestellten Instrumenten zum Ende jeder Zusammenkunft ein individuelles Musikstück zum Besten zu geben. Man mag es kaum glauben, aber es hörte sich auch noch gut an. Jeder, der Power-Sport gemacht hat, kennt das High-Gefühl, wenn die Glückshormone ausgeschüttet werden. Und genau dasselbe passierte mit mir. Das hätte ich nie für möglich gehalten. Ich nahm mir vor, Schlagzeug zu lernen, sobald wir wieder zu Hause sind. Jo beteuerte, er habe nichts dagegen, wenn ich in unserem kleinen Wäldchen außerhalb unserer Ortschaft übe.

Ansonsten wurden sehr viele Vorträge rund um das Thema Krebs angeboten. Einige Betroffene wollten über Krebs nichts mehr hören. Zu Beginn jedes Vortrags hat der Redner immer darauf hingewiesen, dass sich jeder frei fühlen soll zu gehen, wenn er es möchte. Ich fand alle Vorträge gut gemacht. Die Inhalte umschlossen Anatomie der Brust, OP-Techniken, Behandlungen, Lymphknoten und Lymphdrainage, Ernährung und Psychosoziales.

Jeder, der das Bedürfnis hatte, konnte selbst einen Termin mit einem der Psychologen machen. Am Anfang der ersten Woche dachte ich, dass ich vielleicht auch ein Gespräch führen sollte, da ich mit Erschöpfung zu kämpfen hatte. Aber als sich bestätigte, dass ich von Fatigue befallen war, wie von mir persönlich diagnostiziert, sah ich keinen Bedarf mehr für mich, da ich wusste, es wird irgendwann wieder verschwinden.

Die dritte Woche verging wie im Fluge. Mit meinen Mädels kam eine besondere Bindung zustande. Wir haben eine Gruppe in WhatsApp gegründet und sind seither immer in Kontakt. Mehr noch, wir treffen uns demnächst auf ein verlängertes Wochenende im Breisgau. Dafür haben wir eigens ein Ferienhaus gemietet. Und das Beste dabei, es gibt keine Sperrstunde!

Nun sind gute drei Monate vergangen. Ich bin wieder im Berufsleben und das Arbeiten macht genauso viel Spaß wie immer. Nach der Kur war ich noch acht Wochen zu Hause. Zuerst konnte ich höchstens eine Stunde am Stück auf den Beinen stehen und etwas Leichtes verrichten, ohne mich hinsetzen zu müssen. Im Laufe der nächsten Wochen steigerte sich das langsam, aber kontinuierlich. Als ich mir zutraute vier Stunden arbeiten zu können, begann ich mit der Wiedereingliederung. Die ersten Tage empfand ich als ziemlich anstrengend. Zu Hause legte ich mich sogleich ab. An Haushalt oder nur Spazierengehen war nicht zu denken. Ich hatte sogar Bedenken, ich müsste den Arbeitsversuch abbrechen. Doch im Laufe der nächsten Wochen hat sich mein körperlicher Zustand immer mehr gebessert. Ich habe alle zwei Wochen eine Stunde mehr pro Tag arbeiten können. Und nach acht Wochen stand ich wieder auf dem Gehaltsplan meines Arbeitgebers.

Die OP-Wunden sind inzwischen sehr gut verheilt. Ein leichtes Taubheitsgefühl im axillaren Bereich und Richtung Oberarm ist noch vorhanden. Ich habe mir vorgenommen mal darauf zu achten, ob ich die Narben zur verlässlichen Wetterdiagnose nutzen kann. Immer wieder erzählen mir operierte Menschen, sie würden einen Wetterumschwung durch sie spüren. Aber meine Narben ziepen, wann es ihnen passt. Auf meine Brüste ist kein Verlass.

Ich nehme jetzt seit gut fünf Monaten das Antihormonmittel Tamoxifen. Mehrere Wochen litt ich unter permanenten Kopfschmerzen, die zwar auszuhalten, aber dennoch unangenehm waren. Inzwischen sind die Kopfschmerzen abgeklungen. Weggeblieben bisher sind die Hitzewallungen, von denen viele Frauen betroffen sind. So viel, wie ich diesen Sommer gefroren habe, hätte ich lieber die Hitzewallungen gehabt als die Kopfschmerzen. Aber die Nebenwirkungen fragen ja nie, was uns lieber ist.

Nun ist ein Lebensabschnitt zu Ende gegangen, und wenn ich eine Pro- und Kontra-Liste zu meiner Krebserkrankung mache, überwiegen eindeutig die positiven Dinge, die mir widerfahren sind. Sicher habe ich kurzfristig leiden müssen. Aber der spirituelle Gewinn ist nicht zu toppen. Vieles was ich für selbstverständlich in meinem Leben gehalten habe, sehe ich inzwischen als ein Geschenk unseres Schöpfers. Schon allein das freie Atmen ist großartig. Zweifel? Dann mal bitte die Luft anhalten. ;)

Mit einer inneren Ruhe und Gelassenheit denke ich nun, wenn mich der nächste Schicksalsschlag trifft, dann wird Er, der ihn mir schickt, auch die Geduld und die Kraft dafür geben es auszuhalten.

*Einzig Er hat das Recht zu brechen,*

*denn einzig Er kann das Gebrochene heilen.*

*Er, Der weiß, wie man zusammennäht,*

*weiß auch, wie man zerreißt:*

*Er mag verkaufen, was Er will,*

*immer kauft Er mit dem Erlös etwas Besseres.*

*Er legt das Haus in Schutt und Asche –*

*und siehe da:*

*Viel schöner ersteht es danach wieder.*

*Da Er heilt, was Er bricht, bedeutet Sein Brechen*

*in Wirklichkeit Heilen.*

Jelaladdin Rumi (1207 - 1273)

*Ich will von Herzen Danke sagen:*

Danke meinen Schwestern Canan und Cihan. Zeitweise hatten wir eine Standleitung zueinander. Sie haben mich mit all ihren Möglichkeiten und von Herzen begleitet. Als es an der Zeit war, unsere Eltern aufzuklären und ich mir schwere Gedanken gemacht habe, wie ich es ihnen unemotional offenbaren kann, sind sie spontan nach stundenlanger Autofahrt für eine Nacht eigens mir zu meiner Unterstützung hierher gefahren. Mit ihrer Hilfe habe ich dann ganz cool von meiner Erkrankung erzählt, als hätte ich gerade eine Blinddarmreizung. Wir konnten im gemeinsamen Gespräch den Schrecken Krebs dämmen und haben noch am selben Abend lachen können.

Danke meinem Papa, der sowohl für mich als auch für meine Mutter, die ebenfalls in derselben Zeit operiert wurde und in die Rehabilitation kam, fürsorglich unterwegs ist. Nach meiner Operation, als ich noch wenig bewegungsfähig war und zwei Redon-Flaschen mit mir herumtrug, hat er, der ein leidenschaftlicher Koch ist, Jo und mich mit leckeren Speisen versorgt. Er fuhr oft mit Kochtöpfen und Plastikschüsseln 30 Kilometer hin und her. Nicht, dass ich ihn darum gebeten hätte, aber das ist seine Art gewesen, etwas Gutes für mich zu tun.

Danke meiner Mama, für die ich leider nicht hundertprozentig da sein konnte, wir haben uns nur telefonisch auf dem Laufenden gehalten. Sie hat stets liebevolle und motivierende Worte für mich.

Danke meiner Schwägerin Ludwina: Für ihre einfühlsamen Worte. Für ihre liebenswerten Gesten. Für ihre leckeren Kuchen.

Danke meinen gesamten Familienmitgliedern und Anverwandten: Für ihr Dasein. Für ihr Lächeln. Für ihre Umarmungen.

Danke meiner kleinen Enkelin Giuliana, die mir das Herz erfreut. Lange Zeit konnte ich mit ihr nicht toben, aber ihre Anwesenheit, ihr süßes Antlitz, bereiteten mir in meinen weniger beweglichen Tagen immer innere Freude.

Danke meiner Freundin Ela, die sich nicht nur für die Wegbereitung zur OP gekümmert hat. Und mit der ich jederzeit Käsespätzle essen kann.

Danke den Bauers, für die spontanen Oldtimer-Ausfahrten und Unternehmungen.

Danke für die fröhlichen Zusammenkünfte mit Nestle-Rais`, Haugs und Königs.

Danke allen meinen Freunden, die mich die ganze Zeit über begleitet haben, mit denen ich gefeiert, gelacht, geshoppt habe oder einfach nur beisammen war.

Danke meinen Kollegen, die sich regelmäßig nach mir erkundigt haben und mir während meiner Krankheitsphase stets das Gefühl gegeben haben, dass ich ein Teil des Teams bin und bleibe.

Danke meiner direkten Leitung Yvonne, die ich in besonderem Maße schätze, weil sie zu ihren ausgezeichneten Führungsqualitäten eine hervorragende Sozialkompetenz besitzt.

Danke meinem Pflegedirektor und seinem Stellvertreter, die mich während der Wiedereingliederung begleitet haben und sich stets nach meinem Befinden erkundigten.

Danke den Mitarbeitern der Praxis Schmelzle/Kreidler.
Bei ihnen fühle ich mich gut aufgehoben.

Danke meinen FB-Freunden, mit denen ich viel Spaß habe. Und die mich motiviert haben, dieses Tagebuch zu veröffentlichen.

Danke dem „Bad Waldsee Bund“ im WhatsApp, den wir in der Klinik in Bad Waldsee gegründet haben. Das sind Albine, Angela, Anja, Barbara, Gabi, Gabi2, Irene, Iris, Margaretha, Petra und Saskia. Ihr seid großartig, Mädels!

Danke für die vielen lieben Genesungswünsche, ob per E-Mail, SMS, WhatsApp, Telefon. Oder gar altmodisch per Post und persönlich.

Herzlichen Dank an Simone Wald für das Gratis-Lektorat.

Herzlichen Dank an Mats Arp für die Gestaltung des Titelblatts, der amüsanten Zeichnungen im Buch und das Layout. Und für die unendlichen, gar geistreichen Wortspiele im FB.

Um meinem Partner gebührend Danke sagen zu können, müsste mein Herz in der Lage sein zu sprechen. Dafür gibt es keine Worte.

29893306R00045

Printed in Great
Britain
by Amazon